Magdalene Furch

Depressionen

Alles, was Sie darüber wissen müssen.
Ursachen, Formen, Auswege.

Über die Autorin

Magdalene Furch, geb. 1942 in Mülheim/Ruhr, war über 30 Jahre als Fachärztin für Psychotherapie an der Klinik *Hohe Mark* tätig. Sie lebt mit ihrem Mann in Bad Nauheim und ist Mutter von zwei erwachsenen Kindern. Die engagierte Christin wird im gesamten deutschen Sprachraum häufig als Referentin eingeladen.

Magdalene Furch

Depressionen

Alles, was Sie darüber wissen müssen.
Ursachen, Formen, Auswege.

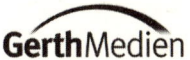
GerthMedien

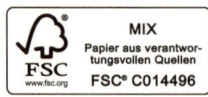

Verlagsgruppe Random House FSC-DEU-0100
Das für dieses Buch verwendete FSC®-zertifizierte Papier
Enso Classic 95 liefert Stora Enso, Finnland.

Wenn nicht anders vermerkt, wurde für Bibelzitate
die „Neues Leben" – Übersetzung verwendet: Neues Leben.
Die Bibel © 2002 und 2006 SCM R. Brockhaus im
SCM-Verlag GmbH & Co. KG, Witten

© 2013 Gerth Medien GmbH, Asslar,
in der Verlagsgruppe Random House GmbH, München
1. Auflage 2013
Bestell-Nr. 816768
ISBN 978-3-86591-768-3
Covergestaltung: Torge Stoffers, Leipzig
Coverfoto: shutterstock.com, © tezzstock
Satz: Die Feder GmbH, Wetzlar
Druck und Verarbeitung: GGP Media GmbH, Pößneck
Printed in Germany

Inhalt

Vorwort   7
Einleitung   9

1. Depressionen mit körperlichen Ursachen . .   13

Phasische Depressionen   15
Manisch-depressive Erkrankungen   21
Was ist zu tun?   22
Behandlung   24
Vorbeugende Medikation   36
Weitere Formen der organisch bedingten
    Depression   40
Depressionen verursacht durch eine andere
    Erkrankung   41

2. Seelisch bedingte Depressionen   47

Die Funktion unserer Seele, illustriert und
    erklärt an dem Bild des Seelenhauses   48
Die Entwicklung der menschlichen
    Persönlichkeit   59

Depressive Lebensstimmung 74

Depressiönchen 78

Depressionen verursacht durch unverarbeitete
  und unvergebene Schuld 83

3. Gesellschaftsbedingte Depressionen 95

Die Macht des Geldes und seine Opfer 98

Gibt es Gegenmaßnahmen? 101

Vorwort

Spätestens seitdem der Fußballer Robert Enke – ein gestandener Mann und erfolgreicher Sportler – sich in einer Depression das Leben nahm, ist das Tabu um diese häufig auftretende Erkrankung gefallen. Das ist gut, denn eine Depression ist eine schwere, belastende Erkrankung, und diese auch noch verstecken zu müssen, ist für Betroffene und Angehörige eine zusätzliche Erschwernis.

Dennoch ist das Wissen über die Erkrankung noch sehr dürftig und der Informationsbedarf groß. Dieser Aufgabe widmet sich das vorliegende Buch.

Sie, liebe Leser, haben es zur Hand genommen, weil Sie sich informieren wollen. Es wird keine leichte Lektüre werden, obwohl ich mich bemühe, in für jedermann verständlicher Sprache zu schreiben und Ihnen mit wenigen Fremdwörtern und vielen Beispielen das Verständnis zu erleichtern.

Einleitung

Was ist eine Depression?

Zunächst einmal handelt es sich hier um eine Zustandsbeschreibung. Das Wort „Depression" bedeutet Niedergedrücktheit, und das ist ein Zustand. Die Betroffenen fühlen sich belastet, beschwert und nach unten gezogen. Ihre Stimmung ist im Keller, der Eigenantrieb gebremst und ihre Gedanken kreisen um Negatives. Außerdem fühlen sie sich schwach, unfähig und auch körperlich beeinträchtigt.

Trotz dieser Schwäche kommen aber viele Menschen innerlich nicht zur Ruhe, sodass ihr Schlaf gestört sein kann. Insgesamt handelt es sich also um einen erbarmungswürdigen, schlecht zu ertragenden Zustand, für den die Betroffenen keine logische Erklärung finden.

Für dieses schlimme Befinden, die Depression, gibt es vielfältige Ursachen – körperliche wie seelische – und, je nach Ursache, verschiedene Behandlungsarten. Deshalb ist es so wichtig, durch einen Facharzt erst einmal die Art der Depression diagnostizieren zu lassen. Weder die Ursachen noch die Behandlungsmöglichkeiten kann man alleine herausfinden oder mit Hausmitteln beziehungsweise guten Ratschlägen kurieren, denn es handelt sich – das kann nicht oft genug betont werden – um eine ernste und, wie das Beispiel von Robert Enke zeigt, potenziell lebensgefährliche Erkrankung.

Wer in der medizinischen Fachliteratur zum Thema Depression Auskunft sucht, stößt auf die Schwierigkeit, dass die Krankheitsbezeichnungen, also die Fachbegriffe, im englischsprachigen Bereich anders sind als im deutschen Sprachgebrauch. Das galt jedenfalls bis vor einigen Jahren. Inzwischen hat sich im Rahmen der Globalisierung die deutsche Wissenschaft der englischsprachigen angeglichen.

Dennoch werde ich in diesem Buch die alten Bezeichnungen beibehalten und das aus folgenden Gründen: Erstens halte ich diese Einteilung für sehr fundiert und verständlich und zweitens sind die meisten niedergelassenen Hausärzte und Fachärzte mit diesen Begriffen vertrauter als mit den englischen.

Im Folgenden werden die beiden großen Gruppen mit ihren jeweiligen Untergruppen erwähnt, in die die verschiedenen Formen der Depressionen gemäß ihrer Ursachen eingeteilt werden:

1. Depressionen mit körperlichen Ursachen

a. Endogene Depression, auch phasische Depression genannt
   Sie tritt in verschiedenen Erscheinungsformen auf: phasische Depression, phasische Manie, manisch-depressive Erkrankung und larvierte (verschleierte) Depression. Hier liegt die Ursache in einer (erblichen) Stoffwechselstörung im Gehirn.
b. Depressionen als Symptom anderer körperlicher Erkrankungen. Diese können zum Beispiel bei Schilddrüsenerkrankungen auftreten, aber auch aufgrund hormoneller Umstellungen im Körper in den Wechseljahren und in der Pubertät.

2. Seelisch bedingte Depressionen

a. Neurotische Depressionen
b. Reaktive Depressionen
c. Depressive Lebensstimmung
d. „Depressiönchen"
e. Depressionen verursacht durch unverarbeitete und unvergebene Schuld

3. Gesellschaftsbedingte Depressionen

1
Depressionen mit körperlichen Ursachen

Fangen wir mit den organisch bedingten Depressionen an. Die Ursache dieser Depressionen liegt in den Genen, also in unserer Erbsubstanz. Es handelt sich dementsprechend um eine Erbkrankheit, und deshalb nennt man diese Form der Depressionen im deutschen Sprachraum auch *endogene Depressionen*, also *von innen her kommende* Depressionen. Ihnen liegt eine Stoffwechselstörung im Gehirn zugrunde oder, so weiß man heute, sogar verschiedene Stoffwechselstörungen. Doch wir wissen noch längst nicht alles über diese Erkrankung. Denn bei allen Erkrankungen, die im Gehirn stattfinden, ist es außerordentlich schwierig dahinterzukommen, wo die konkreten Ursachen liegen.

Wenn andere Organe des Körpers betroffen sind, zum Beispiel die Leber oder die Nieren, ist es leichter, diese eingehend zu untersuchen, indem man zum Beispiel eine Bauchspiegelung vornimmt oder eine Gewebeprobe entnimmt und diese dann genau untersucht. Auf jeden Fall können wir uns in diesen

Bereichen viel einfacher Kenntnis von den Vorgängen und auch krankhaften Veränderungen verschaffen. Würde man in das Gehirn hingegen mit einem noch so feinen Nädelchen pieken und würde man dort Gewebe entnehmen, so würde man einen enormen Schaden anrichten. Aus diesem Grund waren wir lange Zeit bei den meisten Erkenntnissen, die wir über das Gehirn haben, auf Zufallsbefunde angewiesen.

Solche Befunde waren meist Ergebnisse von Untersuchungen nach Unfällen mit schwerwiegenden Gehirnverletzungen, die sich durch Röntgen lokalisieren ließen. Anschließend konnten dann die einzelnen Ausfallerscheinungen den verletzten Regionen des Gehirns zugeordnet werden. Heute sind wir durch Durchblutungsmessungen, das Registrieren elektrischer Impulse und viele andere moderne Methoden in der Hirnforschung schon sehr viel weitergekommen, aber es gibt noch immer eine Menge Unklarheiten und viel Neues zu entdecken.

Doch zurück zu den endogenen Depressionen, über die die Mediziner inzwischen zum Glück schon gut Bescheid wissen. Da diese Erkrankung erblich ist, folgt sie einem Erbgang, der leider eine ziemlich große Durchschlagskraft hat. Wenn ein Elternteil unter dieser Art der Depression leidet, geht man davon aus, dass statistisch gesehen die Hälfte der Kinder auch wieder dieses Erbgut in sich trägt. „Statistisch" heißt aber ganz praktisch, dass nicht immer von vier Kindern einer Familie zwei an einer Depression erkranken, sondern in manchen Familien alle Kinder, in anderen wiederum gar keins. Und manchmal wird auch eine Generation übersprungen.

Daher lautet eine sehr wichtige Frage, wenn ein depressiver Patient zum Arzt geht: „Kam in Ihrer Familie vielleicht schon häufiger eine Depression vor?"

Und nicht selten erinnert sich dann dieser Patient daran, dass eine Tante oder die Großeltern auch depressiv erkrankt waren.

Phasische Depressionen

Diese Form der Depression hat typische Merkmale. Zum einen tritt sie in der Regel (das bedeutet, dass es auch Ausnahmen gibt) im Frühjahr oder im Herbst auf. Das hat dazu geführt, dass man auf der Suche nach den Ursachen oder Auslösern der Erkrankung dem Verdacht nachgegangen ist, dass möglicherweise Luftdruckschwankungen und Unterschiede in den Lichtverhältnissen eine Rolle spielen können. Aus diesen Erkenntnissen ist zum Beispiel die Lichttherapie entstanden, bei der sich Menschen, die wissen, dass sie im Herbst voraussichtlich wieder unter Depressionen leiden werden, mithilfe einer speziellen Lampe täglich einer „Lichtdusche" aussetzen können.

Man kann diese Art der Depression aber auch noch anhand einer Reihe anderer typischer Symptome erkennen. Eines davon ist beispielsweise das sogenannte *Morgentief.* Die Betroffenen werden zwischen 2:00 und 3:00 Uhr wach, können nicht mehr einschlafen, und das Allerschlimmste an diesem frühen Aufwachen ist, dass sich ihnen schwere Gedanken aufdrängen. Sie müssen zwanghaft über alle möglichen angstmachenden Dinge nachdenken und kleine Schwierigkeiten wachsen sich zu riesigen Bergen aus. Es entstehen regelrechte Grübelzwänge, sodass diese Menschen zu dem Zeitpunkt, an dem die anderen Mitglieder ihrer Familie aufstehen und der Tag beginnen sollte, bereits so erschöpft sind, dass sie nicht mehr die Kraft haben, überhaupt aus dem Bett zu kommen.

Die typische Problematik bei einer derartigen Depression ist also keine Einschlafstörung, sondern die Betroffenen können nicht durchschlafen und deshalb den Tag auch nicht gestärkt beginnen. Sie haben also eine Durchschlafstörung.

Diese Depressionen äußern sich, wie alle anderen auch, bei unterschiedlichen Menschen auf verschiedene Art. Es kann sein, dass die Stimmung des Betroffenen vorwiegend gedrückt ist, also dass er oder sie überhaupt keine Freude mehr empfinden kann und zu gar nichts mehr Lust hat. Der Betroffene hat das Gefühl, dass seine Seele irgendwie ganz kalt und eingefroren erscheint, was manchmal sogar in richtiggehenden körperlichen Kälteempfindungen gipfeln kann.

Die Depression kann sich aber auch darin äußern, dass der Antrieb so sehr vermindert ist, dass man sich zu gar nichts aufraffen kann und man sich körperlich ungeheuer schwach fühlt. Die Glieder sind bleischwer. In den Beinen scheint irgendein „Lähmungsmechanismus" eingebaut zu sein, sodass man sie beim besten Willen nicht mehr bewegen kann. Dies nennt man auch eine „gehemmte Depression".

Im Gegenteil zur gehemmten Depression erleben andere depressive Patienten starke innere Spannungen und ein Getriebensein, das zu extremer Unruhe führt und sich zum Beispiel in einem regelrecht zwanghaften und nervösen Hin-und-Her-Laufen äußert. Es besteht ein Bewegungsdrang, der aber zu keiner sinnvollen Betätigung führt. Diese Erscheinungsform bezeichnet man als *agitierte Depression*.

Findet der Patient keine Entspannung von diesem inneren Druck, kann dies zu enormer Gereiztheit bis hin zu Aggressivität führen *(gereizte Depression)*. Es ist kein Wunder, dass die Angehörigen eines solchen Depressiven nicht verstehen können, dass dieser Mensch unter einer Depression leidet, wenn diese sich vorwiegend darin äußert, dass er andere anherrscht oder auch zu Wutausbrüchen neigt.

Besonders schwierig wird es, wenn depressive Gedanken einen wahnhaften Charakter annehmen. Dies ist nicht selten der Fall und kann sich darin äußern, dass der Patient zum Beispiel davon überzeugt ist, dass sein Lebensunterhalt nicht mehr gesichert ist oder dass sein Haus, das er noch nicht ganz abbezahlt hat, bald von der Bank gepfändet und er damit von Haus und Hof vertrieben wird.

Körperliche Missempfindungen, die bei Depressionen ohnehin ganz häufig auftreten, führen in einem solchen Zustand oftmals zu dem Verdacht, man sei todkrank, habe vielleicht Krebs oder andere schwerwiegende Erkrankungen. Auch diese irrealen Sorgen und Befürchtungen, die der Erkrankte meist wiederholt und eindringlich äußert, sind für die Angehörigen sehr belastend, zumal sie unkorrigierbar sind. Das löst bei Angehörigen ein entsetzliches Gefühl der Hilflosigkeit aus.

* * *

Eine spezielle Art dieser endogenen Depressionen äußert sich auf ganz besonders tückische Weise, sodass sie oft erst nach vielen Jahren erkannt wird. Es treten nämlich zunächst gar keine seelischen Symptome auf, sondern fast ausschließlich körperliche, wie zum Beispiel chronische Kopfschmerzen, Magen-Darm-Beschwerden oder auch Schmerzen in der Wirbelsäule oder in den Gelenken. Die Betroffenen sind nach einiger Zeit von Kopf bis Fuß durchuntersucht worden, und der Hausarzt oder der Internist sind verzweifelt, weil für die Beschwerden kein organischer Grund zu finden ist.

Erst nach einer Odyssee von vielen Jahren wird der Erkrankte dann einem Nervenarzt vorgestellt, der endlich die richtige Diagnose stellt, weil ihm dieses Krankheitsbild bekannt ist. Er verordnet dann entsprechende Medikamente, und siehe da, die Organbeschwerden sind damit verschwunden.

Diese Untergruppe nennt man *larvierte* oder *verschleierte* Depression. Sollte jemand also viele, viele Jahre an Beschwerden leiden, für die es keinen organischen Grund gibt, dann lohnt sich auf jeden Fall der Weg zum Nervenarzt. Denn es könnte tatsächlich eine *larvierte Depression* dahinterstecken oder auch eine sogenannte psychosomatische Erkrankung. Im letzteren Fall ist es so, dass seelische Symptome vom Patienten nicht wahrgenommen und ausgedrückt werden können, sondern stattdessen der Körper zum Sprachrohr der Seele wird.

Eine depressive Phase – so nennt man diese Krankheitsepisoden – kann Wochen oder Monate andauern, klingt dann ab und kommt irgendwann, oft in derselben Jahreszeit, zu der sie begonnen hat, wieder. Die Diagnose einer solchen endogenen, phasischen Depression gilt jedoch erst ab der dritten Phase als gesichert.

* * *

Mit dem, was ich bis jetzt beschrieben habe, sind aber nicht alle Erscheinungsformen dieser Erbkrankheit erklärt worden.

Wenn unsere Stimmung, unser Antrieb, also alles, was unsere Lebensaktivität ausmacht, auf einer Normallinie verlaufen würde, dann würde eine phasische Depression so aussehen, dass in Abständen, die individuell unterschiedlich sind, sogenannte Tiefs auftreten. Diese Phasen können tageweise auftreten, ganz selten sogar stundenweise, sich über Wochen oder Monate hinziehen oder auch so verlaufen, dass nur alle paar Jahre eine Phase auftritt. Warum das so ist, weiß noch immer niemand, und es ist darüber hinaus noch nicht einmal so, dass bei einem einzigen Menschen die Erkrankung immer wieder in der gleichen Weise auftritt.

Es gibt Depressionen, die treten schon im Kindesalter auf – was leider viel zu wenig bekannt ist. Andere treten erst im hohen Alter auf. Einige verschwinden bald wieder oder sie dauern etwas länger an. Depressive Phasen können sogar ohne Behandlung ganz von selbst wieder verschwinden.

Gott sei Dank müssen wir heute aber nicht mehr einfach nur abwarten, sondern können Depressionen behandeln. Mehr dazu auf den Seiten (24–29).

Manisch-depressive Erkrankungen

Eine andere Variante der endogenen Depression nennt man manisch-depressive Erkrankung.* Hier treten neben den depressiven Phasen auch immer wieder Zeiten auf, in denen genau das Gegenteil der Fall ist, als ich es bis hierher beschrieben habe: Der innere Antrieb des Patienten ist enorm gesteigert und die Stimmung unnormal gehoben. Die Betroffenen neigen in diesen Zeiten zu maßloser Selbstüberschätzung, trauen sich Unmögliches zu, schätzen Gefahren falsch ein oder tätigen riskante Geschäfte, die sie dann um den gesamten Besitz bringen können. Als weiteres Symptom ist zu beobachten, dass die Sexualität völlig entfesselt und enthemmt ist. Sie unterliegt nicht mehr der Vernunft, sondern sucht sich eine Vielzahl von Kanälen.

Ich habe eine Patientin erlebt, die am Ende einer solchen manischen Phase schwanger war und keine Ahnung hatte, von wem. Das ist eine furchtbare Situation.

Sie sehen, es ist ganz und gar nicht so, wie oft angenommen wird, dass die manischen Phasen die ausgleichende Gerechtigkeit für die depressiven Phasen

---

* Das Krankheitsbild dieser Form der Depression ist sehr gut in dem amerikanischen Spielfilm „Mr Jones" dargestellt. Dort verkörpert Richard Gere meisterhaft einen manisch-depressiven Mann.

wären, in denen sich die Betroffenen dann eben ganz besonders gut fühlen. Eine solche Manie ist ein genauso schlimmer Krankheitszustand wie die Depression und muss ebenso dringend behandelt werden. Nur ist ein Mensch, der sich dermaßen toll und großartig fühlt, natürlich schlecht davon zu überzeugen, dass er zum Arzt gehen sollte. Die Einsicht, dass er oder sie krank ist, ist nicht vorhanden, und das Umfeld hat nur sehr wenig Möglichkeiten, auf den Patienten einzuwirken. Deshalb ist es in der Realität leider so, dass jemand erst durch Schaden klug werden und lernen muss, dass auch seine Manie eine Krankheit ist.

Neben den phasischen Depressionen und den manisch-depressiven Erkrankungen gibt es auch die Variante, dass ausschließlich manische Phasen auftreten. Dann nennt man dieses Krankheitsbild natürlich folgerichtig eine *phasische Manie*.

Was ist zu tun?

Bei all diesen Erscheinungsformen der endogenen phasischen Erkrankungen gibt es eigentlich nur eine einzige Schlussfolgerung: Menschen mit einer solchen Erkrankung gehören in ärztliche Behandlung. Das kann zunächst einmal der Hausarzt sein, vor allen Dingen, wenn es noch ein Hausarzt von der *alten*

Sorte ist, der die Familien kennt (also auch über eventuell gehäuft auftretende Depressionen Bescheid weiß) und über einen breiten Erfahrungsschatz verfügt. In der Regel sollte es aber ein Nervenarzt sein, ein Facharzt, ein Psychiater.

Wenn Sie jemandem beistehen wollen, der unter einer dieser Formen der Depression leidet, dann sollten Sie auf jeden Fall darauf bestehen, mit ihm zum Arzt seines und auch Ihres Vertrauens zu gehen. Dabei ist es enorm wichtig, dass Sie in seiner Gegenwart und niemals hinter seinem Rücken mit dem Arzt besprechen, was hilfreich ist und was eher schaden würde. Denn leider kann man im Umgang mit psychisch Kranken, und das gilt auch für den Umgang mit depressiven Menschen, viele schwerwiegende Fehler machen. Auch hier gilt: Gut gemeint ist nicht immer gut.

Der erste Schritt besteht also darin, dass man sich mit dem jeweiligen Patienten gemeinsam auf den Weg zum Arzt macht und sich dort informiert. Dies sollte nicht nur einmal geschehen, sondern in regelmäßigen Abständen, denn ein Mensch, der in einer psychischen Erkrankung steckt, beurteilt seine eigene Lage nicht immer realitätsgerecht, sondern sehr subjektiv. Deshalb kann es für den Arzt auch hilfreich sein, wenn jemand, der dem Erkrankten wohlwollend und liebevoll zur Seite steht, bei dem Patientengespräch dabei ist und hinsichtlich des

Krankheitsverlaufs die subjektiven Angaben des Betroffenen ergänzt und sich im Beisein des Patienten fachärztlichen Rat über die in dieser Krankheitsphase angemessene Unterstützung einholt.

Behandlung

In aller Regel müssen endogene Depressionen medikamentös behandelt werden. Die Hirnforschung und die pharmazeutische Industrie haben inzwischen ein sehr breites Spektrum von Medikamenten entwickelt, mit denen es möglich ist, die einzelnen Symptome einer Depression sogar gezielt zu behandeln. Aber weil wir über dieses Krankheitsbild noch keine hundertprozentig genauen Kenntnisse haben, kann es passieren, dass der Arzt zunächst ein oder zwei Medikamente verordnet, die nicht gleich den erhofften Erfolg bringen, auch wenn er sich eingehend mit dem Patienten beschäftigt hat.

Es ist ohnehin so, dass man etwa zwei bis drei Wochen einrechnen muss, bis sich überhaupt eine Änderung des seelischen Zustands zeigt. Denn schließlich kann man dem Körper nicht sofort die Höchstdosis der *Psychopharmaka* (so heißen die Medikamente im Oberbegriff) zumuten. Täte man dies, so würde der gesamte Hirnstoffwechsel völlig durcheinandergewirbelt werden. Daher wird die Medikation so gehandhabt, dass man zunächst mit einer geringen Dosis beginnt und diese langsam steigert. Auf diese Weise dauert es dann jedoch seine Zeit, bis man sich ein Urteil darüber erlauben kann, ob die Medikamente tatsächlich helfen.

Sollte keine Besserung des Gemütszustands in den ersten drei Wochen eintreten, so muss der Patient Geduld aufbringen und langsam mit der Einnahme eines anderen Medikaments beginnen. Hier kommt dann wieder der Begleiter ins Spiel, der den Patienten dazu ermutigen sollte, dieses neue Medikament auszuprobieren, und der auch darüber wachen muss, dass dieses tatsächlich eingenommen wird. In aller Regel wird aber in absehbarer Zeit ein Medikament gefunden, das symptomgerecht die Depression lindern und schließlich zum Abklingen bringen kann.

Leider treten manchmal bei Psychopharmaka bereits vor der Entfaltung ihrer vollen positiven Wirkung Nebenwirkungen auf. Das hängt damit zusammen, dass die ursächlichen Stoffwechselstörungen im Gehirn in der Regel nur einzelne Gehirnanteile betreffen, in denen die Funktionen elektrochemischer Schaltstellen durcheinandergeraten sind. Weil die Einnahme von Medikamenten entweder über den Magen, den Darm oder auch über eine Injektion erfolgt, von wo aus sich die Wirkstoffe über das Blut in das gesamte Gehirn verteilen, werden auch diejenigen Schaltstellen des Gehirns erreicht, in denen vorher

Ordnung geherrscht hat. Und diese Ordnung wird leider zunächst einmal durcheinandergebracht, was zu den bekannten Nebenwirkungen der Psychopharmaka führt.

Zum Glück ist unser Körper aber von unserem Schöpfer so wunderbar gemacht, dass diese eigentlich funktionierenden Schaltstellen bald „merken", dass von außen Unordnung angerichtet wurde. Sie stellen sich auf die neue Situation ein und die Nebenwirkungen klingen meistens innerhalb von zwei bis drei Wochen wieder ab. Wenn dann auch noch die positive Wirkung einsetzt und der Patient sich nicht mehr schlecht fühlt, ist er gerne bereit, die noch verbleibenden geringfügigen Nebenwirkungen in Kauf zu nehmen. Schließlich merkt er, dass dieser Preis, gemessen an der einsetzenden Erleichterung, relativ gering ist.

Die Nebenwirkungen, die im Allgemeinen auftreten, betreffen unser sogenanntes *psychovegetatives Nervensystem* – also all das, was abläuft, ohne dass wir es willentlich steuern können. Als Nebenwirkung eines Medikaments kann zum Beispiel die Verdauung träge werden, der Mund kann trocken sein, auch die feine Augenmuskulatur, die die Einstellung der Linse regelt, kann beeinträchtigt werden, sodass die Lesefähigkeit vorübergehend abnimmt. Diese Symptome können einen Patienten natürlich erschrecken. Wenn man aber weiß, dass diese Nebenwirkungen sehr bald wieder nachlassen, selbst wenn man die Medikamentendosis steigert, und sie sogar wieder ganz verschwinden, wenn die Medikamente nicht mehr notwendig sind, dann kann man sie in Kauf nehmen. Insbesondere dann, wenn ein vertrauter Mensch den Betroffenen immer wieder daran erinnert und ermutigt. Die Medikamente, die auch miteinander kombiniert werden können, sollten in jedem Fall erst frühestens vier Wochen nach dem Abklingen aller Symptome langsam „ausgeschlichen", also nach und nach abgesetzt werden.

* * *

Endogene Depressionen gehören mit zu den schlimmsten Erkrankungen, die ein Mensch bekommen kann, weil er ihnen so hilflos ausgeliefert ist. Sie können den Betroffenen komplett von seinem Umfeld isolieren und dazu führen, dass er die Zuwendung, die er von außen erhält, nicht mehr als Wärme oder Liebe wahrnehmen kann und demzufolge nicht dankbar, sondern vielleicht sogar abweisend reagiert. Dennoch ist es ganz wichtig, dass andere Menschen einer depressiv erkrankten Person zur Seite stehen, sie nicht alleinlassen, Geduld haben und auch die seelische Kraft aufbringen, sie zu unterstützen. Es ist eine ganz großartige Leistung, wenn jemand sich dazu bereit erklärt, diesen jammervollen Zustand mit auszuhalten und dem Erkrankten immer wieder freundlich und liebevoll Zuspruch zu geben. Ein depressiver Mensch braucht sehr viel „stellvertretende Hoffnung" und Motivation von außen.

Was einem Betroffenen aber ganz und gar nicht guttut, sind Ermahnungen, Vorwürfe oder Druck. Leider geschehen in dieser Hinsicht auch in christlichen Kreisen viele schlimme Dinge. Der Gipfel dieses Fehlverhaltens ist sicher, wenn sich ein Erkrankter anhören muss: „Wenn du nur richtig glauben würdest, dann hättest du keine Depression!"

Auch der Psalmbeter war ein Glaubender, weshalb er sich schließlich in seiner Not an seinen Gott gewandt hat. Und trotzdem drückt er aus, dass er sich Gott fern fühlt. Die folgenden Beispiele aus den Psalmen zeigen, wie dies ganz konkret aussieht:

Herr, wie lange willst du mich noch vergessen? Wie lange willst du dich noch von mir abwenden?
Wie lange soll meine Seele noch sorgen und mein Herz täglich aufs Neue trauern? Wie lange wird mein Feind noch die Oberhand behalten?
Wende dich mir zu und erhöre mich, Herr, mein Gott!
Mach es wieder hell vor meinen Augen, damit ich nicht sterbe.
Psalm 13,2-4

Mein Gott, mein Gott! Warum hast du mich verlassen?
Warum bist du so fern und hörst meine Hilferufe nicht?
Jeden Tag rufe ich zu dir, mein Gott, doch du antwor-
test nicht. Jede Nacht schreie ich zu dir, doch ich finde
keine Ruhe.
Und doch bist du heilig. Israel lobt dich mit seinen Lie-
dern.
Psalm 22,2-4

Gott, vernimm mein Schreien! Höre mein Gebet!
Vom Ende der Erde schreie ich zu dir um Hilfe, denn
ich habe Angst. Führe du mich in Sicherheit,
denn bei dir finde ich Zuflucht. Du bist wie eine Burg,
in der ich vor meinen Feinden geborgen bin.
Psalm 61,2-4

Rette mich, Gott, denn das Wasser steht mir bis zum
Hals.
Immer tiefer versinke ich im Schlamm, meine Füße fin-
den keinen Halt. Ich stehe im tiefen Wasser, und die
Flut überwältigt mich.
Ich bin müde vom Schreien, meine Kehle ist rau und
wund. Meine Augen sind müde und matt vom Warten
auf dich, mein Gott.
Psalm 69,2-4

Gebet eines verzweifelten Menschen, der sein Leid dem Herrn klagt.

Herr, höre mein Gebet und vernimm mein Schreien!

Wende dich nicht von mir ab, wenn ich in Not bin.

Höre mich und antworte mir schnell, wenn ich zu dir rufe,

denn meine Tage vergehen wie Rauch und mein Körper brennt wie Feuer.

Mein Herz verdorrt wie Gras, auf nichts habe ich mehr Appetit.

Mein unablässiges Klagen hat mich bis auf Haut und Knochen abmagern lassen.

Ich bin wie eine Eule in der Wüste, wie ein Käuzchen in Ruinen.

Ich liege schlaflos, ich bin wie ein einsamer Vogel auf dem Dach.

Psalm 102,1-8

Wie gerne würde ein depressiver Mensch wieder so wie früher von ganzem Herzen glauben und auf Gott vertrauen! Aber es scheint so, als wäre sein Vertrauen auf Gott verloren gegangen, er fühlt einfach Gottes Nähe nicht mehr.

Stattdessen machen sich in seiner Seele eine entsetzliche Leere und Verzweiflung breit. Der Gedanke, er könne an seinem Elend vielleicht am Ende selbst schuld sein, drängt sich ihm früher oder später ganz von alleine auf und macht seine Verzweiflung nur noch größer.

Aus diesem Grund ist es besonders grausam, wenn man einem Depressiven seinen kleinen Rest an Glauben abspricht oder er sich sogar anhören muss: „Du musst doch irgendeine Schuld auf dich geladen haben!" Hiobs Freunde Eliphas und Bildad tun dies auch, es scheint uns Menschen nahezuliegen. Aber Gott zeigt, dass das nicht sein Wesen ist.

Natürlich gibt es auch Depressionen, die mit verborgener Schuld zusammenhängen. Auch einige Psalmen reden davon, wie zerstörerisch Schuld, die man vor sich selbst, vor anderen oder vor Gott zu verbergen versucht, sich auswirken kann (zum Beispiel die Psalmen 38 und 51). Aber bei den endogenen Depressionen ist das sicher nicht der Fall.

Schließlich hat ein solchermaßen erkrankter Mensch nicht mehr Schuld auf sich geladen als alle anderen Menschen auch. Doch bei einem Menschen, der sich krankheitsbedingt ohnehin dauernd Selbstvorwürfe macht und manchmal sogar glaubt, entsetzliche Schuld auf sich geladen zu haben und deshalb von Gott verlassen worden zu sein, muss aufgrund solcher Vorwürfe ein wahrer Teufelskreis entstehen, der für den Betroffenen vernichtend ist.

Was ein depressiver Mensch im Gegensatz dazu braucht, sind Unterstützung und Begleitung durch die Familie und Freunde.

31

Auf keinen Fall darf man ihn in seinem freudlosen Loch allein sitzen lassen. Stattdessen sollte man ihm immer wieder Mut zusprechen und Verständnis für seine Krankheit äußern, auch wenn man manchmal innerlich mit den Augen rollen mag und im Letzten nicht nachfühlen kann, was ein Depressiver erleidet.

Ich möchte Ihnen an einem Beispiel erläutern, wie eine solche Form der Unterstützung und Begleitung aussehen kann, weil man es sich anhand lebensnaher Geschichten am besten merken kann.

Ich hatte eine junge Frau auf meiner Station und nach einer Woche war mir klar: Diese Frau leidet gar nicht unter einer psychotherapeutisch behandelbaren Erkrankung, sondern unter einer endogenen Depression. Sie war Lehrerin und von ihrem Grundcharakter her eine sehr pflichtbewusste und ordentliche Frau. Deshalb war es ihr auch bis zu diesem Zeitpunkt trotz großer innerer Widerstände immer gelungen, morgens aufzustehen und nicht einfach im Bett liegen zu bleiben. Zu Letzterem neigen Depressive recht häufig, denn sie möchten sich am liebsten einfach nur verkriechen und vor allem fliehen.

Da sich diese junge Frau nun auf der Station bereits ein wenig eingewöhnt hatte, was in diesem Zustand außerordentlich schwierig ist, und weil wir schon miteinander in Beziehung getreten waren, bat sie darum, nicht auf eine psychiatrische Station verlegt zu werden, wo normalerweise endogen depressive Menschen behandelt werden, sondern auf unserer Station bleiben zu dürfen. Befand man sich aber auf dieser Station, gehörte es dazu, dass man an bestimmten therapeutischen Veranstaltungen teilnahm und vor allen Dingen zu den Mahlzeiten erschien.

Und so saß sie morgens bei der Visite vollkommen angekleidet und gewaschen auf ihrem Bett – was in ihrem Zustand eine großartige Leistung war – und schaute mich aus todtraurigen Augen an. Weil ich aus den Gesprächen, die wir bereits geführt hatten, wusste, dass sie besonders gerne Kaffee trank, habe ich versucht, die Erinnerung an diese Leidenschaft in ihr zu wecken, indem ich sagte: „Ich weiß, wie Sie sich fühlen und dass Sie überhaupt keine Lust haben, zum Frühstück zu gehen, auch wenn Sie vom Kopf her die Notwendigkeit sehen."

Anschließend habe ich ihr in den schönsten Bildern geschildert, wie die dampfende Kaffeetasse vor ihr steht und ihr der Duft in die Nase steigt. Daraufhin schaute sie mich trotzdem weiterhin traurig an, und ich merkte, meine Schilderung kam nur in ihrem Kopf an, aber kaum in ihrem Herzen. Als ich ihr dann zum Abschied die Hand gab, ließ ich sie einfach gar nicht mehr los, sondern zog sie vom Bett hoch, aus dem Zimmer und auf den Flur hinaus, denn ich musste schließlich meine

Visite weiter fortführen. Zu guter Letzt habe ich ihr noch einen kleinen Klaps gegeben und gesagt: „Ich wünsche Ihnen, dass Sie doch den Kaffee ein wenig genießen können."

Einmal so in Bewegung gesetzt, ist sie dann weiter zum Speisesaal getrottet, und als ich zwei Stunden später nach der Visite einen kleinen Rundgang im Park machte, um meinen Kopf und meine Seele wieder ein wenig auszulüften, begegnete sie mir dort.

Sie sagte: „Ich danke Ihnen, dass Sie mich vorhin zum Frühstück geschickt haben. Sie hatten recht, es hat mir gutgetan."

Und weil sie in ihrem Innersten eine sehr willensstarke Persönlichkeit war, hat sie dann das Frühstück zum Anlass genommen, nicht gleich nach dem Kaffee dem Sog zu folgen, wieder in ihr Bett zu verschwinden, sondern erst noch eine Runde im Park zu drehen.

Es wäre nicht hilfreich gewesen, wenn ich sie sitzen gelassen hätte, obwohl sie das natürlich am liebsten wollte. Damit hätte ich den depressiven Sog unterstützt und ihr nicht weitergeholfen. Ebenso falsch wäre es gewesen, sie zu ermahnen, sich zu zusammenzureißen.

Man muss depressive Menschen motivieren, indem man freundlich und liebevoll zu ihnen ist und sie so weit wie nur möglich begleitet. Am besten wäre es gewesen, ich hätte noch mit ihr durch den Park gehen können; in diesem Fall ging das leider nicht, doch andere betreuende Personen können diese Unterstützung leisten.

Und noch eines möchte ich speziell hinsichtlich der Begleitung von endogen depressiven Menschen anmerken:

Es hat gar keinen Zweck, alle vier Wochen wie ein Wirbelwind in das Leben des Betroffenen zu stürmen und zu rufen: „Kopf hoch, das wird schon wieder!" Im Gegenteil, das stößt einen Depressiven im Zweifelsfall noch tiefer in seine negativen Gedanken.

Wer sich mit psychisch Kranken, besonders mit Depressiven, auseinandersetzen will, der muss sich darauf einrichten, dass dies großes Durchhaltevermögen und persönliche Treue erfordert. Das heißt nicht, dass man unbedingt sehr viel Zeit aufwenden muss, aber man muss für den anderen verlässlich sein.

Gerade der Ehepartner oder andere nahestehende Menschen können oft nicht verstehen, warum jemand, der einmal sehr aktiv gewesen ist, nun absolut antriebslos ist. Für einen depressiven Menschen ist aber das Gefühl, nicht verstanden zu werden, besonders schlimm. Da jedoch niemand ein Übermensch ist, braucht man als Betreuender eine Kraftquelle, auf die man zurückgreifen kann, wenn die eigene Geduld aufgebraucht ist.

Christen haben hier den unschätzbaren Vorteil, dass sie Gott um neue Kraft bitten können, und dass

Jesus sie begleitet, wenn sie einem Depressiven zur Seite stehen. Aber man braucht auch andere Menschen, bei denen man sich immer wieder aussprechen kann, die einen aufmuntern und für einen beten. Nur so kann man die Zeit der intensiven Betreuung überstehen, die sich über Wochen und Monate hinziehen kann. Denn nichts ist schlimmer für einen Betroffenen, als wenn er erleben muss, wie sich anfangs eine Reihe von Menschen um ihn kümmern, die ihn aber nach und nach mit seinem Schicksal alleine lassen, weil ihnen selbst die Luft ausgegangen ist.

Dieses Erleben wird der Depressive so deuten, dass er unerträglich ist, es nicht wert ist, dass Menschen ihm beistehen. Er wird immer die Schuld bei sich suchen und sein Selbstwertgefühl wird noch weiter sinken. Deshalb hier mein Rat an alle Helfenden: Wägen Sie ab, was Sie auf Dauer leisten können, und tun Sie lieber weniger, das Wenige aber treu.

Vorbeugende Medikation

Seit einigen Jahren gibt es eine weitere Möglichkeit, mit diesen endogenen Depressionen, manisch-depressiven Erkrankungen oder phasischen Manien umzugehen. Es gibt mittlerweile einige Wirkstoffe, die vorbeugend genommen werden, und zwar auch zwischen den Phasen, also dann, wenn der Patient nicht akut erkrankt ist. Man kann mit dieser Form der Behandlung bereits während des Auslaufens der Krankheitsphase anfangen. Auch das erfordert eine gute Zusammenarbeit zwischen Arzt und Patient, denn wer will schon regelmäßig Medikamente nehmen, während er sich doch wohlfühlt?

Von diesen Wirkstoffen weiß man heute, dass sie wenig oder gar keine Wirkung auf die Erkrankung selbst haben, dass sie aber vorhanden sein müssen, damit die elektrochemischen Vorgänge im Gehirn reibungslos funktionieren. Sie haben vermutlich eine Art Katalysatorfunktion, die ein Entgleisen des Gehirnstoffwechsels verhindert. Das gilt zum Beispiel für Lithiumsalze.

Eines der bekanntesten Medikamente dieser Kategorie heißt „Quilonum". Außerdem sind in den letzten Jahren auch einige *Antiepileptika* dazugekommen. Da die Forschung auf diesem Gebiet immer weiter voranschreitet, gibt es immer wieder neue, noch wirksamere Medikamente, über die jeder praktizierende Nervenarzt Bescheid weiß.

Allgemein gilt als Faustregel: Wenn ein Betroffener bereits zwei, drei depressive Phasen durchlebt hat und damit die Diagnose hinreichend abgesichert ist, sollte man mit diesen vorbeugenden Medikamenten beginnen. Dabei muss im Blut ein bestimmter Spiegel des jeweiligen Medikamentes erreicht und erhalten werden, der jedoch von Medikament zu

Medikament und von Patient zu Patient verschieden ist. Um dies zu überprüfen, muss der Patient zu Beginn der Behandlung häufig (ca. alle vier Wochen), später in größeren Abständen, zur Laborkontrolle. Und wenn durch eine fieberhafte Erkrankung oder Durchfall die Aufnahme des Wirkstoffes nicht gewährleistet ist, müssen Extra-Untersuchungen durchgeführt werden, denn der Erfolg der Behandlung hängt von dem gleichmäßigen Blutspiegel ab.

Bei etwa einem Drittel der Patienten treten bei erfolgreicher vorbeugender Behandlung überhaupt keine Erkrankungserscheinungen mehr auf. Bei einem weiteren Drittel sind die Phasen so abgeschwächt, dass zumindest keine klinische Behandlung mehr nötig ist und der Betroffene zwar spürt: „Ich bin jetzt wieder in einer Erkrankungsphase", diese ihn aber nicht mehr komplett aus seinem Lebensrhythmus wirft und er sogar arbeitsfähig bleibt.

Es bedeutet zwar eine gewisse Mehranstrengung, eine vorbeugende Behandlung durchzuziehen, doch ein solcher Patient kann meist seiner Arbeit weiter nachgehen, seinen Haushalt führen und seine sozialen Kontakte halten.

Beim letzten Drittel wirkt das Medikament nicht. Ist dies der Fall, sollte ein Medikament aus einer anderen Stoffgruppe ausprobiert werden.

Bei dieser Form der Behandlung besteht natürlich immer auch die schwierige Frage, wie lange eine solche Vorbeugung durch Medikamente andauern sollte. Diese muss im Gespräch mit dem behandelnden Arzt und nach der individuellen Lebenssituation des Patienten geklärt werden. Denn mit dem Absetzen des vorbeugenden Medikaments besteht immer die Gefahr des Ausbruchs einer neuen Phase, und es gilt abzuwägen, ob man dieses Risiko eingehen will oder nicht.

Auf jeden Fall – das gilt auch für die Beendigung der antidepressiven Medikation – muss die Behandlung ausschleichend, das heißt langsam, Schritt für Schritt beendet werden und nicht eigenmächtig von einem Tag auf den anderen.

Was jeder Mensch wissen sollte, der sich mit der Frage beschäftigt, ob er Psychopharmaka einnehmen soll, ist, dass man von diesen Medikamenten nicht abhängig wird, anders als bei Beruhigungsmitteln wie zum Beispiel *Valium,* die mit großer Sicherheit zur Abhängigkeit führen, wenn man sie über längere Zeit einnimmt. Auch gilt für die Antidepressiva, dass sie den Charakter einer Person nicht verändern. Die Erkrankung selbst verändert übrigens auch die Persönlichkeit und die geistigen Fähigkeiten des Betroffenen nicht!

Nach Abklingen einer Phase ist der Mensch *wieder ganz der alte* – nur mit der einzigen Einschränkung, dass die Erfahrung einer durchlebten Depression dazugekommen ist.

Weitere Formen der organisch bedingten Depression

Außer den endogenen Depressionen, deren Ursache wie gesagt in einer Stoffwechselstörung im Gehirn liegt, gibt es noch andere organisch bedingte depressive Erkrankungen. Dazu gehören zum Beispiel Depressionen aufgrund von Durchblutungsstörungen im Gehirn alter Menschen.

Wenn alte Menschen an einer Depression erkranken, ist die erste Anlaufstelle ein Internist, der überprüft, wie es um das Herz-Kreislauf-System des Betroffenen bestellt ist. Denn Schlafstörungen werden bei älteren Menschen zum Beispiel sehr häufig von einem zu niedrigen Blutdruck verursacht. Weil dieser aber nachts noch weiter sinkt, kann es bei alten Menschen zu lebensbedrohlichen Zuständen kommen.

Jüngere Gefäße können sich enger stellen, sodass die Versorgung des Gehirns auch bei niedrigem Blutdruck gewährleistet bleibt. Alte Gefäße hingegen, die schon starr geworden sind, können das nicht mehr leisten. Deshalb wäre beispielsweise bei einem alten Menschen, der in der Nacht einen niedrigen Blutdruck bekommt, ein schönes starkes Tässchen Kaffee vor dem Zubettgehen hilfreich, damit er wieder schlafen kann – aber auch das muss natürlich ein Arzt entscheiden.

Aus diesem Grunde ist es bei alten Menschen, die unter Depressionen leiden, sehr wichtig, zunächst einmal die Herz-Kreislauf-Situation zu bedenken. Aber es gibt auch Alterungsvorgänge im Gehirn, die die Funktion des Gehirnes schädigen und zu Depressionen führen können.

In solchen Fällen hilft ein Altersspezialist, ein sogenannter Gerontopsychiater, der die entsprechende Therapie einleitet, um alten Menschen ihre Lebensqualität so lange wie möglich zu erhalten. Dieser Spezialist schaut sich auch die Lebensumstände eines Patienten an, der möglicherweise damit überfordert ist, dass er sich alleine versorgen muss, oder damit, dass er seinen pflegebedürftigen Partner betreut. Nicht zuletzt kann eine derartige Überforderung Depressionen verursachen oder die Neigung dazu verstärken.

Depressionen verursacht durch eine andere Erkrankung

Außerdem können auch andere körperliche Erkrankungen als Begleiterscheinung eine Depression mit sich bringen, wie zum Beispiel eine Krebserkrankung. Und dies ist nur allzu verständlich. Die Betroffenen brauchen dann über die Krebstherapie hinaus unbedingt Hilfe, beispielsweise in Form von verständnisvollen Gesprächen, in denen sie ihre Ängste und

Befürchtungen äußern können, damit sich diese nicht länger als Depression ausdrücken müssen. Wie dies in der Praxis aussieht, möchte ich an einem Beispiel deutlich machen:

Eine 52-jährige Frau kam mit einer Depression in unsere Klinik. Bei der Aufnahmeuntersuchung fiel mir auf, dass sie sehr starr wurde, als ich sie bat, den Oberkörper frei zu machen, damit ich Lunge und Herz abhören könne. Sofort drehte sie mir den Rücken zu und hatte sichtbar Probleme, mir auch die Vorderseite zu zeigen. Als sie sich schließlich umdrehte, schaute sie weg und verkrampfte sich. Gleich erkannte ich den Grund für ihr Verhalten, denn sie hatte eine Narbe auf der linken Seite, die von einer Brustamputation herrührte. Ich beeilte mich mit der Untersuchung, zumal sie offensichtlich körperlich gesund war, und sie zog sich hastig wieder an.

Zunächst wich sie jedem Gespräch über die Krebsoperation aus, und ich begann zu ahnen, dass nicht die Angst vor Krebs, sondern der Verlust der Brust und die Entstellung durch die Narbe das Problem waren. Aber sie selbst sprach es nie an.

Erst meine Frage nach einem möglichen Neuaufbau der Brust brachte das bis dahin nicht in Worte fassbare Elend sowohl für mich als auch für sie selbst ans Licht. Große Verzweiflung über den Verlust der Brust, das

Gefühl, nun keine richtige Frau mehr zu sein, und tiefe Scham über ihren entstellten Körper waren in ihr verschlossen.

Sie hatte sich von allen Menschen zurückgezogen, obgleich sie eine den Menschen zugewandte Frau war. Das Schlimmste aber an diesem veränderten Verhalten war, dass sie auch ihren Mann seit der Operation weit von sich weggehalten hatte, obwohl sie sich nach seiner Liebe sehnte.

„Es war mir nicht möglich", brachte sie unter Tränen hervor.

Das Ergebnis dieses großen in ihr verschlossenen Schmerzes war die Depression. Sie war froh, eine Frau als Therapeutin bekommen zu haben, und konnte nun, da die Abwehrmauer ein Loch bekommen hatte, ihre Gefühle und Nöte ausdrücken. In einem Ehepaargespräch erfuhr sie, wie sehr ihr Mann ebenfalls gelitten hatte. Wie froh er war, dass ihm seine Frau am Leben geblieben war. Wie viel mehr er an ihr liebte als ihre Brust. Wie gerne er ihr das gezeigt hätte, wenn nicht diese Mauer zwischen ihnen gewesen wäre. Eine Mauer, die diese in ihrer Seele verwundete Frau nicht selbst einreißen und die er nicht überwinden konnte.

Zum ersten Mal seit zwei Jahren nahm er seine Frau in die Arme, und sie konnte es nicht nur zulassen, sondern auch genießen. Ein halbes Jahr nach der Therapie ließ sie mich wissen, dass sie den Brustaufbau gewagt habe.

Ebenso können in den Wechseljahren und bei Schilddrüsenerkrankungen als Begleiterscheinungen der aufkommenden *Hormonturbulenzen* Depressionen auftreten.

In den Wechseljahren spricht man von einer *klimakterischen Depression* (*Klimakterium* = Wechseljahre). Bei diesen Depressionen muss die Grunderkrankung behandelt werden, woraufhin die Depressionen meist von allein verschwinden. Manchmal ist aber auch eine Behandlung der depressiven Symptome durch eine antidepressive Medikation hilfreich und zwar, wenn die Depression eine gewisse Schwere erreicht hat.

In der Vergangenheit wurden zur Bekämpfung von Wechseljahrsbeschwerden leider oft Medikamente eingesetzt, die neben dem notwendigen Hormonausgleich auch Beruhigungsmittel *(Tranquilizer)* enthielten. Das ist riskant, denn alle Tranquilizer bergen eine sehr große Gefahr der Abhängigkeit in sich. Meiner Meinung nach werden solche Beruhigungsmittel immer noch zu sorglos verschrieben und sollten nur in akuten, anders nicht beherrschbaren psychischen Ausnahmesituationen – wie zum Beispiel Panikattacken – kurzfristig eingenommen werden.

Auf keinen Fall dürfen sie über einen längeren Zeitraum zur Anwendung kommen. Nicht zuletzt auch deshalb, weil sie psychische Erkrankungen, auch

Depressionen, überdecken können und den Patienten so in einer trügerischen Sicherheit wiegen. Da sie darüber hinaus kaum unangenehme Nebenwirkungen haben, werden sie vom Betroffenen sorglos eingenommen und können so schnell in eine Abhängigkeit führen.

2
Seelisch bedingte Depressionen

Jetzt wenden wir uns dem zweiten großen Bereich der Depressionen zu, nämlich den Depressionen, die psychisch bedingt sind. In diesem Zusammenhang gilt es allerdings zu erwähnen, dass Hirnforscher festgestellt haben, dass, wenn rein psychisch bedingte Depressionen länger anhalten, nach einer Weile auch Störungen im Gehirn nachzuweisen sind. Grund dafür ist, dass Körper und Seele sich gegenseitig in beiden Richtungen beeinflussen, denn schließlich sind sie eine Einheit.

Wenn die Depression eine gewisse Schwere erreicht hat, kann es also sein, dass auch bei einer seelisch bedingten Depression zunächst einmal Antidepressiva eingenommen werden müssen, damit der Betroffene überhaupt in die Lage versetzt wird, die nötige Kraft für die Bearbeitung seiner seelischen Probleme aufzubringen.

Die Funktion unserer Seele, illustriert und erklärt an dem Bild des Seelenhauses

Um seelisch bedingte Depressionen zu verstehen, brauchen wir jedoch zunächst einige Informationen über die *Funktion* der Seele. Einer der großen Erforscher der menschlichen Seele war Sigmund Freud. Und auch nach ihm haben sich noch viele Menschen mit diesem Thema beschäftigt und auf seinen Erkenntnissen aufgebaut, manche korrigiert und neue dazugewonnen. So wissen wir heute über unser *Seelenhaus* recht gut Bescheid, obwohl es sicher immer noch Neues zu entdecken gibt.

Stellen wir uns unsere Seele also ruhig einmal wie ein Haus vor. Den oberen Teil des Hauses, den wir jeden Tag *bewohnen*, nennen wir unser *Bewusstsein*. Dann gibt es Bereiche, die wir nicht ständig bewohnen und in denen Dinge abgestellt werden, die wir nicht täglich benötigen, vergleichbar mit einer Kellertreppe oder Nebenräumen, die wir nur selten betreten, die uns aber ständig offen stehen. Diese Bereiche nennen wir das *Vorbewusste*.

Im *Vorbewussten* sind Erlebnisse verstaut, die für unser tägliches Leben keine große Bedeutung haben, die aber auch nicht so belastend sind, dass sie lieber unzugänglich weggesperrt werden müssen. Solche Erlebnisse und Erinnerungen tauchen dann irgendwann wieder auf, zum Beispiel bei einem Klassentreffen oder ähnlichen Gelegenheiten. Man hat jahrelang nicht mehr daran gedacht und dann bringt das gemeinsame Erinnern „Weißt du noch ..." sie wieder in unser Bewusstsein. Ähnliches passiert auch bei Familienfeiern, beim Blättern in alten Fotoalben und manchmal auch bei bestimmten Geräuschen, Gerüchen oder Anblicken.

Das Auftauchen solcher Erinnerungen löst bei uns etwas aus. Es kann peinlich sein, sich an ein altes Versagen, eine Bloßstellung in der Schule zu erinnern. Es kann auch alte Kindheitsängste wieder lebendig werden lassen, aber es kann uns nicht umwerfen. Übrigens treten solche im *Vorbewusstsein* gelagerten Erlebnisse oft auch in Träumen wieder hervor und können im Traum sogar verarbeitet werden.

Ich hatte zum Beispiel wiederholt einen Traum, in dem ich in einem Schulfach eine Abiturprüfung ablegen musste, in dem ich nicht gut war. Die Angst, deshalb durchs Abi zu fallen, verfolgte mich in diesem Traum immer wieder. Irgendwann aber setzte sich im Traum bei mir die Erkenntnis durch, dass ich nicht in allen Fächern spitze sein muss, und schließlich stellte ich, ebenfalls noch im Traum, mit Erleichterung fest, dass ich mein Abitur längst bestanden hatte.

Die alten Erinnerungen aus dem *Vorbewusstsein* müssen uns aber nicht nur aus der Bahn werfen, sie können auch tröstlich, ja lebensrettend sein. Von so einem Erlebnis lesen wir in Goethes Faust beim Osterspaziergang: Das Läuten der Osterglocken erinnert Faust an seinen Kinderglauben und hält ihn letztlich von der Selbsttötung ab: „Erinnerung hält mich nun mit kindlichem Gefühle vom letzten, ernsten Schritt zurück. O tönet fort, ihr süßen Himmelslieder! Die Träne quillt, die Erde hat mich wieder!"*

Warum aber werden überhaupt Dinge im *Vorbewussten* oder sogar im unzugänglichen *Unterbewussten* abgelegt? Ganz einfach: Wenn alle Erlebnisse gleichzeitig und gleichwertig in unserem Bewusstsein vorhanden wären, sähe es dort aus wie in der Wohnung eines *Messies*, in der alle Habe den Wohnraum belegt. Wir könnten uns in unserem eigenen Seelenhaus nicht mehr frei bewegen, würden dauernd über irgendwelche überflüssigen Dinge stolpern und dafür aktuell Benötigtes unter all dem Kram nicht finden. Wir können uns nicht gut auf eine aktuell notwendige Sache konzentrieren. Das französische Verb *concentrer*, aus dem sich unser Verb *konzentrieren* entwickelt hat, bedeutet zusammenführen und im übertragenen Sinne „sich ins Zentrum bewegen". Letzteres wäre jedoch unmöglich, wenn wir an allen möglichen randständigen Dingen hängen blieben.

---

*   Johann Wolfgang von Goethe, Faust I, Vers 784

Kurz, wir könnten unser Leben gar nicht sortieren, Wesentliches von Unwesentlichem nicht unterscheiden und damit unser Leben auch nicht meistern.

Eine Ursache für die Verwirrtheit der Menschen, die beispielsweise an einer *Psychose* leiden, ist die Unfähigkeit, diese *Aufräumarbeiten* der Seele zu leisten. Die Tür zwischen vorbewusst, ja sogar unbewusst ist nicht verschließbar, sodass Dinge aus dem *Vorbewussten* – Verletzungen und schwere Erlebnisse aus früheren Zeiten, Ängste und unbewältigte Probleme aus der Kindheit – in das aktuelle Tagesgeschehen hineinwirken.

Plötzlich auftauchende Erinnerungen aus diesem Bereich können bei einem psychisch kranken Menschen oftmals von der Realität nicht getrennt werden und deswegen kann die Umwelt die Erlebniswelt und die Verhaltensweisen dieser Menschen nicht verstehen.

Schlussendlich gibt es in unserem Seelenhaus noch einen dritten Bereich, der uns willentlich *nicht* zugänglich ist: das *Unbewusste*. An diesem Ort in unserem Seelenhaus werden Erlebnisse – meist aus der frühen Kindheit, aber auch besonders schlimme spätere Ereignisse – fest verschlossen aufbewahrt. Hätten wir diese Dinge in unserem Bewusstsein oder selbst noch im Vorbewussten präsent, wären sie gefährlich, denn sie würden unser Leben sehr beschweren, ja sogar unmöglich machen.

Ein schlimmes Beispiel für solche Erinnerungen ist der sexuelle Missbrauch. Eine solche Verletzung in der Kindheit ist so gravierend, dass der kleine Mensch in seiner ganzen Existenz bedroht ist. Durch solch ein gewaltsames Erlebnis wird eine so unerträgliche Angst und Verwirrung ausgelöst, dass ein Überleben nur möglich ist, indem das schreckliche Geschehen sofort danach aus dem Erleben ins *Unbewusste* verbannt wird. Diesen Vorgang nennt man *Verdrängung*.

Die Tür zum *Unbewussten* ist so fest verriegelt, dass selbst der Betroffene keinen Zugang mehr dazu hat. Das Fatale an diesem Vorgang ist jedoch, dass er sich jetzt zwar nicht mehr an diese Begebenheit erinnert, aber die tiefe Verletzung der Seele durch das Geschehene Folgen hat. Unklare Ängste, tiefe Verunsicherung, eine Störung der Persönlichkeitsentwicklung, das sind nur einige Beispiele für die Auswirkungen der verdrängten Probleme auf das *vordergründige* Leben.

Eine Verdrängung ins *Unbewusste* ist also eine Notlösung, eine Überlebensstrategie, aber kein Weg zur Heilung.

Das Verdrängte ist zwar von außen nicht mehr ohne Weiteres zu erreichen, aber vom *Unbewussten* aus scheint es durchaus Verbindungen zum Leben des Betroffenen zu geben, denn wenn im späteren Leben Situationen auftauchen, die Ähnlichkeit mit der

Verletzung aus der Vergangenheit haben – im negativen oder sogar auch positiven Sinne –, bekommen das die ins *Unbewusste* verbannten *Geister* anscheinend irgendwie mit und beginnen zu rumoren. Das äußert sich dann in bestimmten Symptomen und die daraus entstehenden Krankheiten nennt man *Neurosen*.

Uns interessiert hier besonders die *neurotische Depression* oder *depressive Neurose*. Dazu ein Beispiel, das nicht aus einer akut schweren Verletzung in der Kindheit entstanden ist, sondern aus einer chronischen, also lange anhaltenden Verbiegung der Persönlichkeit.

Sie werden feststellen, dass in diesem Beispiel niemand etwas Böses im Sinn hatte, also niemand schuldig ist. Alle Beteiligten taten das, was sie für gut und richtig hielten. Und dennoch kam es zu Verletzungen und Verbiegungen der kindlichen Seele.

* * *

Stellen Sie sich einmal eine gutbürgerliche christliche Familie vor, mit ihren vielen oftmals unausgesprochenen Ge- und Verboten und den vielen Vorstellungen, wie ein Mensch aus dieser Gesellschaftsschicht und in dieser speziellen Familie zu sein hat: bescheiden, angepasst (was immer das bei diesen ungeschriebenen Regeln zu bedeuten hat) und um keinen Preis unangenehm auffallend („Was sollen denn die Leute denken!"). Hochmut kommt bekanntlich vor dem Fall, also sollte man niemals Stolz oder Freude über eigene Leistungen empfinden oder zeigen. Außerdem gilt für alle Familienmitglieder: „Liebe deine Nächsten (und dich selbst auf keinen Fall!)"

Ich selbst habe Letzteres übrigens erst im Erwachsenenalter ablegen können, als mir bewusst wurde, dass das Bibelwort eine ganz andere Bedeutung hat, nämlich dass man seinen Nächsten erst dann wahrhaftig lieben kann, wenn man sich selbst mit seinen Ecken und Kanten angenommen hat, weil Jesus das schließlich genauso tut.

Nun wird in diese Familie ein Kind hineingeboren, das so ganz anders ist. Es ist enorm neugierig auf das Leben, muss alles ausprobieren, will alle Gedanken und Erfahrungen mit anderen Menschen teilen. Die Umgebung ist geschockt. Von wem hat das Kind das nur? Vielleicht schlägt es nach Onkel August, dem schwarzen Schaf der Familie? Lange bevor das Gehirn des Kindes genug ausgereift ist, um seine Wahrnehmungen bewusst zu verarbeiten, nimmt es die von Angst gesteuerten Reaktionen seiner Umgebung auf sein Verhalten wahr. Das Stirnrunzeln, die ratlosen Blicke bei *unangepasstem* Benehmen. Vielleicht sogar ärgerlich-strafende Reaktionen und eine Abkehr der Menschen, deren liebevolle Begleitung es eigentlich so sehr braucht. Früher wurde häufig *mit*

Verachtung gestraft, eine Disziplinarmaßnahme, bei der der *Sünder* ignoriert wurde, das heißt außerhalb der Gemeinschaft stand, bis er Besserung gelobte oder eine bestimmte Zeit verstrichen war. Es fielen Sätze wie: „Geh in dein Zimmer und bleib da!", „Du isst heute allein in deinem Zimmer!" oder „Du fährst nicht mit zu den Großeltern!" Auch die Gemeinden haben – anders als Jesus – solche Strafen verhängt in dem falschen Gedanken, dass das dem Irregelaufenen helfen würde. Doch das Gegenteil ist der Fall. Er braucht Liebe!

Nun hat das Kind neben seinen (An)Trieben noch ein zweites, ebenso starkes Bedürfnis. Wir Menschen sind seelische und körperliche *Frühgeburten.* Unsere *seelische Geburt* findet erst zwischen dem 2. und 4. Lebensjahr statt, wenn in der Eigenwahrnehmung aus dem Objekt ein Subjekt wird und das Kind von sich selbst nicht mehr in der 3. Person spricht („Lisa will Kuchen"), sondern das „Ich" entdeckt. Das absolute Grundbedürfnis dieses Ichs ist Gemeinschaft, Liebe, Anerkennung und die Bestätigung, dass es so in Ordnung ist, wie es ist.

Eine der schwierigsten Aufgaben in der Erziehung ist es daher, einem kleinen Menschen beizubringen, dass manches, was er tut, nicht in Ordnung ist, er selbst als Person aber bedingungslos geliebt wird.

Zu meiner Enkelin habe ich einmal leichtfertig gesagt: „Du bist bös!" Über ihre Entgegnung darauf war ich erschrocken und erfreut zugleich: „Nein, Oma, ich bin nicht bös, nur frech!" Offensichtlich kannte sie den wichtigen Unterschied.

Das Kind in unserem Beispiel mit seinem überlebenswichtigen Bedürfnis, geliebt zu werden, reagiert auf das erschrockene, abweisende Verhalten, das es in seiner Umgebung wahrnimmt – auf die Bedrohung, möglicherweise die Liebe zu verlieren – mit Anpassung, und zwar ohne dass man ihm anmerken würde, dass es darunter leidet. Dabei werden die unangepassten Verhaltensweisen und Impulse im Unbewussten weggesperrt, verdrängt. Nun sind alle zufrieden. Die Familie und später die weiteren Bezugspersonen müssen keine Angst mehr vor unberechenbarem oder ungebührlichem Verhalten haben, sie reagieren wieder zugewandt. Statt der kritischen Blicke erntet das Kind nun freundliche, anerkennende Aufmerksamkeit.

Die Botschaft lautet: „Ja, *so* bin ich in Ordnung!"

Es stellt sich ein fauler Frieden ein, wie wir noch sehen werden. Vergessen Sie bitte nicht: Die unerwünschten Impulse sind nicht weg, sie sind nur eingesperrt.

Ein *Seelenforscher* namens Harald Schultz-Hencke hat diese Mechanismen für mich am verständlichsten etwa folgendermaßen beschrieben: Im Leben treten immer wieder *Versuchungs- und Versagungssituationen* auf, die die eingesperrten Antriebe zu neuem Leben erwecken. Sie beginnen zu rumoren, wollen nicht länger unterdrückt werden, sie wollen ins Leben des Menschen hineinwirken. Denn auch wenn sie in der Kindheit bedrohlich schienen, sind sie schließlich lebendige Impulse und könnten das Leben bereichern. Ja, es wäre schade, wenn sie auf immer eingesperrt blieben. Aber diese Impulse, die dem Betroffenen inzwischen fremd sind, sind für ihn, der nie üben durfte, sinnvoll mit diesen Impulsen umzugehen, angstbesetzt, mit unbewussten Schuldgefühlen belastet und bedrohlich. Eine solche, nach außen hin harmlos scheinende *Versuchungssituation* könnte zum Beispiel folgendermaßen aussehen:

Am Arbeitsplatz unseres Betroffenen wird eine leitende Position frei. Ein interessanter Job – wie geschaffen für die verdrängten Impulse. Einiges von ihrer Kraft drängt nach außen. Der betroffene Mensch bewirbt sich auf den Posten und hat Erfolg. Aber anstatt sich darüber zu freuen, verfällt er in eine Depression, denn all die alten, nicht verarbeiteten schlimmen Gefühle – Machtlosigkeit, Ängste, Selbstunsicherheit („Man drängt sich nicht in den Vordergrund, Hochmut kommt vor dem Fall, ja nicht auffallen …") – drängen nun aus dem Keller des Unbewussten nach oben. Die Folge ist eine neurotische Depression.

Die Hilfe für einen solchen Menschen besteht in einer *tiefenpsychologischen Therapie*. Dieser Begriff löst bei vielen Christen Befürchtungen aus: „Was bedeutet das, hat es etwas mit Okkultismus zu tun?"

Nein, auf keinen Fall. Es ist ganz anders und deshalb finde ich das Bild vom Seelenhaus so gut: Es gilt, den Ort im tiefen Keller aufzusuchen und gemeinsam mit einem vertrauenswürdigen Therapeuten die Geschichte der dorthin verbannten Antriebe und Gefühle zu erforschen, zu verstehen und *im Lichte des Bewusstseins* (Freud) den inneren Konflikt zu lösen.

Vielleicht steckt hinter den Problemen die unbewusste Angst: „Wenn ich jetzt über den bisherigen Kollegen stehe, wird das Schwierigkeiten geben. Ich werde mich (wie damals) isoliert fühlen."

Aber anders als damals kann der Betroffene jetzt mit der Situation bewusst umgehen: „Ja, weil ich wieder einmal mehr im Rampenlicht stehe, werde ich vielleicht auch hin und wieder Stirnrunzeln und Kopfschütteln erleben, aber ich weiß heute, dass ich zwar Fehler *mache*, aber kein Fehler *bin*."

Die bewusste Auseinandersetzung mit den alten schlimmen Gefühlen macht diese allmählich verstehbar und schließlich unwirksam. Die Handlungsfähigkeit kehrt zurück, ja sogar Freude auf die neue Herausforderung. Eigentlich kein Wunder, dass Therapeuten oft sagen, dass jede seelische Erkrankung auch eine große Chance darstellt. Denn hinterher ist man schlauer.

Eine *Versagung* wäre in unserer Geschichte eine Absage auf die Bewerbung für den neuen Job. (Wieder Ablehnung!) Auch daraus kann eine Depression entstehen. Doch nach dem Durcharbeiten der Kindheitsverletzungen kann der Betroffene – wieder *im Lichte des Bewusstseins* – Trauer- und Verzichtsarbeit leisten. Denn nicht jede Bewerbung führt immer sofort zu dem erwünschten Ziel – dennoch sind meine Wünsche durchaus berechtigt und auf keinen Fall unchristlich. Und weil der Mensch in unserem Beispiel weiterkommen will und nun weiß, dass das in Ordnung ist, bewirbt er sich bei der nächsten Gelegenheit wieder.

Die Entwicklung der menschlichen Persönlichkeit

Nun haben wir uns also das Seelenhaus angeschaut, in dem das *Bewusstsein*, *Vorbewusstsein* und *Unbewusstsein* zu finden sind. Als Nächstes müssen wir uns noch ein wenig mit unserer Persönlichkeit beschäftigen und damit, wie diese sich entwickelt.

Damit Sie sich die einzelnen Fakten besser merken können, möchte ich sie Ihnen am Beispiel eines Autos erklären. Aber wie alle derartigen Beispiele hat es natürlich Mängel. Ein Auto verfügt in der Regel über eine Bremse, über ein Gaspedal und über einen

Steuermechanismus. Leider hinkt das Beispiel ein wenig, denn am Lenkrad muss natürlich jemand sitzen und Bremse und Gaspedal müssen bedient werden. Aber insgesamt funktioniert das Bild recht gut.

Das Gaspedal also steht für die Triebe oder auch Antriebe, mit denen wir auf die Welt kommen. Unter diesem Begriff verstehen wir das, was wir wollen, ohne dass wir darüber nachdenken. Und wenn Sie ein neugeborenes Kind betrachten, dann können Sie dies noch in Reinkultur beobachten.

Ein Beispiel für einen Erwachsenen, der sich in diesem Bereich immer noch im Stadium eines Neugeborenen befindet, zeigt das Lied der Sängerin Gitte: „Ich will alles und zwar sofort." Es ist traurig, wenn man sich nicht weiterentwickelt, aber die Tatsache, dass dieses Lied so beliebt ist, deutet womöglich darauf hin, dass viele Leute heute dieses Stadium nicht verlassen haben. Auch Werbesprüche wie „Du willst es – du kriegst es!" zeigen, dass die Werber auf genau diesen Entwicklungsstand eingehen, um uns Dinge anzudrehen, die wir eigentlich nicht brauchen.

Ein neugeborenes Kind, das Hunger hat, kennt nur eins: Sein Hunger soll sofort gestillt werden. Am liebsten möchte es ständig an der Mutterbrust liegen, es warm haben, Zuwendung bekommen und so weiter. Und natürlich will es selbst keine Anstrengungen unternehmen müssen, um diese Bedürfnisse befriedigt zu bekommen. Wenn es das alles nicht erhält, fängt es laut an zu brüllen oder macht hektische Suchbewegungen. So viel also zu unserem Triebbereich – in unserem Auto-Bild versinnbildlicht durch das Gaspedal. Wenn aber ein Fahrzeug nur dieses eine Pedal hätte, wäre es lebensgefährlich. Und so ist es auch bei unserem Seelenleben.

Deshalb wird im Laufe unseres Lebens eine zweite Funktion entwickelt – das Gewissen. Hier haben die Erwachsenen, die bereits über Lebenserfahrung verfügen und ein Neugeborenes erziehen, eine Bringschuld. Nur durch Erziehung wird diese Fähigkeit entwickelt, mit der die Menschen Recht und Unrecht voneinander unterscheiden können und mit der ethische Normen gesetzt werden. In unserem Beispiel vom Auto wäre das die Bremse. Ihr Gebrauch muss erlernt werden, denn er ist situationsabhängig.

Wenn wir uns die Tierwelt ansehen, entdecken wir, dass es auch bei Tieren den Triebbereich gibt und auch so etwas Ähnliches wie eine Bremse, doch diese heißt nicht *Gewissen*, sondern *Instinkt* und ist genauso automatisch vorhanden wie die Triebe. Weil wir Menschen von unserem ursprünglichen Instinkt aber nur noch sehr wenig behalten haben, müssen wir für ein gutes Miteinander im alltäglichen Leben ein Gewissen ausbilden. Denn jeder kennt Beispiele für gewissenloses Verhalten, das meist vor Gericht endet.

Dann gibt es bei uns Menschen noch die sogenannten *Ich-Funktionen*. Darunter verstehen wir das, was uns in unserem Verhalten steuert, also die Instanz, die innerhalb schwieriger Situationen das Für und Wider abwägen kann. Am besten lässt sich das wieder an einem Beispiel verdeutlichen.

Ein Mensch liegt im Bett und ihm gehen folgende Gedanken durch den Kopf: Am liebsten würde ich gar nicht aufstehen, weil das Bett so schön warm ist, vor allem an diesem trüben Nebeltag *(Triebbereich).* Wenn ich nicht pünktlich bin, bekomme ich Schwierigkeiten *(unreifes, kindliches Gewissen, angetrieben von der Angst vor Strafe).*

Wie aber soll dieser Konflikt gelöst werden? Hier mischt sich nun das Ich ein: Zwar ist es schön warm im Bett, und die peinlichen Folgen, wenn ich nicht zur Arbeit gehe, sind auch nicht schön. *Aber viel wichtiger ist der Gedanke:* Ich will nicht als unzuverlässig gelten. Zuverlässigkeit ist für mich ein Wert, also entschließe ich mich und sage mir selbst: „Du faules Stück, raus aus dem Bett!"

Zusätzlich motiviert sich dieser Mensch vielleicht, indem er sich die Aussicht auf eine schöne Tasse Kaffee vor Augen malt. Und dann steht er schließlich doch auf. Der Konflikt ist gelöst.

Bei diesem Konflikt handelt es sich also um einen Streit zwischen dem Trieb („Am liebsten würde ich …") und dem Gewissen. Alle drei Bereiche, also *Trieb*, *Gewissen* (in der psychologischen Fachsprache *Über-Ich* genannt) und *Ich-Funktionen*, müssen einigermaßen gut entwickelt sein, damit das Kräftespiel unserer Seele funktioniert. Dabei ist das Gleichgewicht jedoch nie ideal.

Es gibt Menschen, die müssen ihr Leben lang aufpassen, dass sie nicht zu impulsiv (triebgesteuert) handeln. Andere bremsen sich selbst aus, weil sie immer zu viele Bedenken und Ängste haben, und wieder andere leben nur *vom Kopf her*, also zu stark auf die *Ich-Funktionen* ausgerichtet.

Es kann passieren, dass sich eine oder mehrere dieser drei Persönlichkeitsfunktionen in der Kindheit nicht richtig entwickeln konnten, weil zum Beispiel durch eine überharsche Erziehung die Triebanteile unterdrückt wurden, die dann schließlich verkümmern. Daraus kann dann resultieren, dass man irgendwann gar keine Lust mehr hat, Eigeninitiative zu ergreifen. Oder das Gegenteil ist der Fall: Weil ein Mensch durch einen Mangel an Erziehung nie ein klares Gewissen ausgebildet hat, ist er irgendwann nur noch auf sich und seine momentanen Impulse als Maßstab aller Dinge fixiert und fragt sich in Entscheidungssituationen ausschließlich: „Was ist mir angenehm und was unangenehm?" oder: „Was bringt mir Vorteile?" Dies ist dann die Grundlage, auf der er seine Entscheidungen fällt. Das Rechts- und Unrechtsbewusstsein ist also unterentwickelt.

Ein Mangel an Erziehung und auch an Bindung führt in der Regel dazu, dass auch die *Ich-Funktionen,* zum Beispiel Abwägen, Wartenkönnen, Kompromissemachen, nicht entwickelt werden können. Das hat dann zur Folge, dass die Betroffenen mit der normalen Verantwortung, der *not-wendigen* Lebensplanung, den Verzichtsleistungen, die ein Erwachsenenleben nun einmal mit sich bringt, überfordert sind. Eine Folge davon kann dann sein, dass sie seelisch erkranken, beispielsweise an einer Depression.

Neurotische Depressionen sind heute viel seltener zu beobachten als früher. Sie nehmen immer mehr ab, weil wir ohnehin in einer fast gewissenlosen Zeit leben. Und wo kein Gewissen mehr vorhanden ist, gibt es auch zwischen Trieb und Gewissen keinen Konflikt mehr, der mangels guter *Ich-Funktionen* nicht mehr gelöst werden könnte.

Ein Bereich, in dem sehr gut zu beobachten ist, dass das Gewissen immer weniger gefragt ist und die Menschen immer mehr ihren kleinkindhaften Impulsen ausgeliefert sind und damit nach Lust und Laune leben, ist die Sexualität. Sie ist zwar biologisch gesehen wichtig für die Erhaltung der Art und das Überleben der Menschheit, wird aber von uns Menschen regelrecht zum Götzen gemacht. Ihr wird ungezügelt die Herrschaft überlassen. „Lust ohne Last" heißt die Devise, und so wird Sex praktiziert ohne Verantwortung weder für den Partner, oder besser gesagt das Sexualobjekt, noch für das neue Leben, das ungeborene Kind, das im Leib der Frau entsteht. Das führt zu für uns Menschen gefährlichen Folgen, nämlich der Zunahme sexueller Perversionen, Sexsucht, Verrohung, Lieblosigkeit, Bindungsunfähigkeit und einem Geburtenrückgang bedrohlichen Ausmaßes.

Ein wichtiger Teilaspekt meiner Beobachtungen zum gewissenlosen Umgang mit der Sexualität ist die frühe Sexualisierung unserer Kinder. Schon in den Kindergärten werden sie mit Sexualität konfrontiert. Sie erhalten Aufklärungsunterricht mit acht Jahren, in dem ihnen sexuelle Vielfalt (Gender-Mainstreaming) eingeimpft wird und sie ihre Unbefangenheit verlieren.

Das alles dient nicht dem Schöpfungsgedanken Gottes, sondern dem Prinzip „Lust ohne Last". Entfesselte Sexualität erscheint den Initiatoren die Grundlage für menschliches Glück zu sein. Sind diese Menschen in ihrer Gottlosigkeit verblendet und verstockt? Können sie die Wahrheit nicht mehr erkennen?

Wir Christen sollten sie erkennen und verteidigen, statt, wie weitverbreitet in Kirchen und Gemeinden, stolz auf unsere tolerante, weltoffene Haltung zu sein und darauf, dass wir den biblischen Anweisungen nicht mehr „sklavisch" folgen, sondern frei davon entscheiden. So weit mein Exkurs zu einem Teilbereich unseres Lebens, in dessen Zusammenhang neurotische Depressionen immer weniger zu beobachten sind. Wenden wir uns nun einer weiteren Form der Depression zu, der *reaktiven Depression*.

Sie ist eine Form der Erkrankung, die damit einhergeht, dass Menschen mit normalen Lebensschwierigkeiten nicht mehr umgehen können, weil sie einfach die Fähigkeiten für deren Bewältigung nicht erworben haben. Auch in diesen Fällen sind die Ursachen für die Depression den Betroffenen nicht bewusst.

Da hier keine Verdrängung ins Unbewusste vorliegt, muss das Problem auch nicht tiefenpsychologisch behandelt werden, sondern die Menschen müssen ihre Defizite erkennen und sich ihre fehlenden Fähigkeiten im Nachhinein erwerben. Das ist Arbeit am Charakter, an der Ausbildung einer reifen Persönlichkeit. Hier wieder ein Beispiel:

Ich erinnere mich an eine junge Frau, die aus einem landwirtschaftlichen Betrieb stammte. Sie hatte noch vier Geschwister und sie selbst war das Nesthäkchen. Ihre Geschwister hatten frühzeitig gelernt, mit anzupacken, Verantwortung zu tragen und zu verzichten (zum Beispiel indem sie in der Heuzeit mitarbeiten mussten, statt ins Schwimmbad zu gehen). Diese haben dann irgendwann den Hof verlassen, ihre eigenen bäuerlichen Betriebe gegründet, geheiratet und Kinder bekommen.

Meine Patientin jedoch hatte als Jüngste kaum mithelfen müssen, sondern Abitur machen dürfen. Anschließend hatte sie Sozialpädagogik studiert und war nun als Gemeindereferentin tätig. Also war sie durchaus ein Mensch, der für andere tätig sein wollte, bestimmt keinen schlechten Charakter hatte und auch nicht faul oder selbstsüchtig war.

Doch dann trat die Situation ein, dass ihre beiden Eltern innerhalb kurzer Zeit pflegebedürftig wurden. Sofort schauten alle ihre Geschwister in ihre Richtung, als es um die Frage ging: „Wer pflegt jetzt die Eltern?" Schließlich hatte sie studieren dürfen und einen sozialen Beruf erlernt. Auch sie selbst stellte diese Erwartung an sich, denn es stimmte ja, dass sie, anders als ihre Geschwister, keine anderen familiären Verpflichtungen hatte. Ihr Arbeitgeber war sogar bereit, sie für die überschaubare Zeit freizustellen, die für die Pflege ihrer Eltern nötig sein würde.

Doch meine Patientin war trotzdem nicht in der Lage, bezüglich der Pflegesituation ihrer Eltern eine Entscheidung zu treffen, denn sie war als jüngstes Kind ein bisschen verwöhnt worden und viel ichbezogener aufgewachsen als die anderen. Sie wollte es zwar, aber Angstattacken und eine Depression machten es ihr unmöglich.

Außerdem hatte sie nie gelernt, zwischenmenschliche Konflikte auszuhalten, die sicher aufgetreten wären, wenn sie sich der Pflege verweigert hätte.

Zwar verlangte in diesem Zustand niemand mehr von ihr, dass sie ihre Eltern pflegen sollte, aber sie konnte auch ihren Beruf nicht mehr ausüben und schließlich keine Lebensfreude mehr empfinden. Eine schlimme Situation, die sie selbst nicht verstand, weil die von mir eben angestellten Überlegungen und Zusammenhänge von ihr nicht so bewusst abgewogen werden konnten.

So stellt sich also eine *reaktive Depression* dar, die wie gesagt für einen solchen Menschen überhaupt keinen Gewinn ergibt, aber auch nicht aus Bosheit oder als Vermeidungsstrategie aktiv gewählt wird, sondern die entsteht, weil die junge Frau aus meinem Beispiel als Persönlichkeit relativ unreif geblieben war.

Ein Grund dafür könnte sein, dass sie von klein auf gelernt hatte, eher die Nehmende als die Gebende zu sein. Deshalb wurde ihr Selbstbewusstsein einseitig aus ihrem beruflichen Erfolg genährt und diese Quelle war nun bedroht.

Im Rahmen ihrer Therapie ging es dann darum, diese Situation in den Mittelpunkt zu stellen und ihr bei deren Bewältigung zu helfen. Sie musste in der Gruppentherapie und auch durch andere Therapieformen lernen, verschiedene Reifeschritte zu tun, und letztendlich die fehlenden Ich-Funktionen einüben, sodass sie schließlich in der Lage war, sich für eine Seite des Problems zu entscheiden und dafür auch negative Folgen in Kauf zu nehmen. Sie entschied sich dafür, eine Weile aus ihrem Beruf auszusteigen, was auch gut umzusetzen war, da ihr Arbeitgeber ihr unter Beibehaltung des Dienstvertrages eine Auszeit gewährte, damit sie ihre Eltern pflegen konnte.

Sie war sehr froh, diese Entscheidung getroffen zu haben, und ich glaube, sie ist an dieser Aufgabe gewachsen. Es wäre aber auch denkbar gewesen, dass sie sich gegen die alleinige Belastung mit der Pflege der Eltern gewehrt und in der Folge den Unwillen ihrer Geschwister ausgehalten hätte. In diesem Fall hätte man dann einen Kompromiss finden müssen.

Ein anderes Beispiel einer reaktiven Depression entstand aus nicht eingestandener Ent-täuschung von sich selbst und anderen Menschen. Ich erlebte dieses Phänomen bei einer Frau, die wegen einer Depression zur Therapie zu mir kam, als sie schon in höherem Lebensalter war, so um die 50 Jahre.

Diese Patientin schilderte mir, dass sie bereits als junge Frau erfahren hatte, dass sie keine eigenen Kinder bekommen konnte. Das war für sie ein Schock gewesen, denn ihre ganze Lebensplanung war auf Familie und Kinder ausgerichtet gewesen. Doch sie hatte diese große

Enttäuschung in jungen Jahren scheinbar bewältigen können.

Dann begegnete ihr das große Glück in Form eines Witwers und Vaters einer kleinen Tochter. Nun hatte sie also doch noch die Chance, Mutter zu sein. Sie heiratete den Mann, liebte das Mädchen wie ein leibliches Kind und erzog es zu einer wohlgeratenen jungen Frau. Sie ließ sie auch selbstständig werden und ermunterte sie sogar, zum Studium in eine andere Stadt zu ziehen. Sie war also keine Klammermutter. *Ich hatte großen Respekt vor den Lebensleistungen dieser Frau. Und eigentlich hätte sie stolz und zufrieden sein können. Aber woher kam also jetzt diese Depression?*

Zwischen den Zeilen ihrer Schilderungen konnte ich wahrnehmen, dass sie den Weggang ihrer Tochter nicht verkraftet hatte. Sie hatte also eine Depression bekommen, weil nun ihr Leben auf einmal den wichtigsten Inhalt, den sie sich immer ersehnt hatte, wieder verloren hatte. Ihr Mann kam in ihren Erzählungen überhaupt nicht vor. Es war offensichtlich, dass dies der Kern ihrer Depression war.

Nun hat es natürlich überhaupt keinen Zweck, einer solchen Patientin einfach auf den Kopf zuzusagen: „Sie machen sich etwas vor, eigentlich leiden Sie unter dieser und jener Situation." Viel hilfreicher ist es, wenn man durch gezielte Fragen den Patienten zum Nachdenken und zu eigenen Erkenntnissen bringt. So war es auch bei ihr.

70

Nach ungefähr drei Wochen sagte sie zu Beginn eines unserer Gespräche: „Ich glaube, ich bin meinem Problem ein Stück näher gekommen."

Sie hatte darüber nachgedacht, wie jetzt, wo die Tochter aus dem Haus war, eigentlich die Beziehung zu ihrem Mann aussah, und dabei hatte sie festgestellt, dass sie gar keine wirkliche Beziehung miteinander führten.

Im nächsten Schritt konnte sie sich eingestehen, dass sie diesen Mann damals nicht etwa geheiratet hatte, weil sie ihn so sehr geliebt hatte, sondern vielmehr wegen seiner Tochter. Und solange diese Tochter im Haus gewesen war, hatte das fehlende Liebesverhältnis zwischen ihnen beiden auch keine große Rolle gespielt. Ihr Mann war nett und behandelte sie gut. Sie verstanden sich und genossen gemeinsam die Elternrolle. Doch nun, wo das gemeinsame Projekt fort war, kam auf einmal die Distanz ans Licht, die eigentlich zwischen den beiden herrschte.

Nachdem sie das alles erkannt hatte, hat diese Frau sich darangemacht, die schon lange fällige Entscheidung für ihren Mann nachzuholen. So kam es, dass sie nach vielen Ehejahren eigentlich zum ersten Mal ihren Blick voll und ganz auf ihren Mann richtete, denn dieser war ja nun nicht mehr durch ihre Sehnsucht nach einem Kind getrübt. Auf diese Weise hat sie seine guten Eigenschaften wirklich schätzen gelernt und hat ihm gegenüber endlich wahre Zuneigung und Entgegenkommen entwickelt.

Ähnliches habe ich übrigens ein paar Mal bei Diakonissen erlebt, die aus irgendwelchen Gründen eher in die Diakonie geflüchtet waren, als eine echte Berufung dorthin zu haben. An irgendeinem Punkt ihres Lebens entwickelten sie eine Depression und mussten sich überlegen, ob sie ihre Entscheidung für die Diakonie mit vollem Herzen nachholen oder lieber austreten wollen.

Natürlich war der Mann meiner Patientin zunächst sehr enttäuscht gewesen, als er von der ganzen Tragweite der Geschichte erfuhr, aber es zeigte sich dann, dass er sowohl seine Frau liebte als auch überhaupt ein liebesfähiger Mensch war. Sie haben gemeinsam an ihrer Beziehung gearbeitet und die Depression ist verschwunden.

Weil sie aber in ihrem Herzen immer noch diesen Platz der Mütterlichkeit als leer empfand und Enkelkinder nicht so bald in Sicht waren, hat sie eine kreative Idee entwickelt, um diese Leere zu füllen: Sie ist als ehrenamtliche Helferin im Tierheim tätig geworden und hat dort den ungewollten, abgeschobenen Kreaturen zu ein bisschen mehr Lebensfreude und Nestwärme verholfen.

Dieses Beispiel zeigt, dass es nicht immer richtig oder gar sinnvoll ist, Lebensentscheidungen zu korrigieren, auch wenn diese vielleicht nicht gerade aus den edelsten Motiven heraus gefällt worden sind. Solche Entscheidungen können durchaus auch nachträglich *im Lichte des Bewusstseins* gefestigt werden. Strebt man stattdessen vorschnell nach einer Aufhebung, zum Beispiel in Form einer Scheidung, entsteht daraus oft mehr Unglück, als würde man sich auf die Möglichkeit einlassen, Trauerarbeit zu leisten und neue Perspektiven zu gewinnen.

Dazu ein weiteres Beispiel:

Eine Mittfünfzigerin, die noch immer sehr attraktiv aussah, schaute mich tieftraurig an und sagte in schönstem Frankfurterisch: „Ach, wisse Se, wenn isch damals gewusst hätt, was isch heut weiß, hätt ich mer viel Elend erspart. Isch hätt auch bei mei'm erste Mann bleiwe könne, als ich die Mucken kannte. Aber ich dacht, es kommt was Besser's. Ich sah gut aus, an Angebode hat's net gefehlt. So bin ich sibbemal enttäuscht worde."

Diese Frau hatte siebenmal geheiratet und jedes Mal erlebt, dass nach der Täuschung der Verliebtheit die Ent-täuschung *kam, die Mucken. Aber statt an der Beziehung zu arbeiten, sodass schließlich das* Dennoch *der Liebe wachsen konnte, ist sie immer in die nächste Täuschung gestolpert, und so folgte Ent-täuschung auf Täuschung und so weiter. Inzwischen war sie über die Zeit hinweg, in der ihr ihr gutes Aussehen viele Angebote einbrachte, und sie fühlte sich einsam.*

Depressive Lebensstimmung

Zu guter Letzt möchte ich noch eine Art von Depression erwähnen, die ich eigentlich gar nicht unter diesem schweren Krankheitsbild der Depression einordnen möchte, die aber dennoch dazugehört: eine depressive Lebensstimmung.

Früher waren die meisten Menschen, die so eine depressive Lebensstimmung entwickelt haben, mit zu wenig Zuneigung und Liebe großgezogen worden. In schweren Zeiten war Arbeit das höchste Gebot, das diese Menschen leider schon als Kinder kennenlernten. Für *unnützes* Miteinander war da wenig Raum. Dennoch fühlten sich auch viele Kriegskinder geliebt, und es entstand echte Gemeinschaft, wenn gemeinsam *geschafft* wurde. Wenn aber diese Gemeinschaft aufgrund von drückenden Sorgen, Beziehungsproblemen und anderen Schwierigkeiten nicht zustande kam, entstand bei den Kindern eine depressive Lebenseinstellung; sie erduldeten oder erlitten das Leben passiv, statt es voller Entdeckerlust anzupacken.

Aber auch Menschen, denen im Leben alles zu leicht gemacht wird, die alles auf dem Silbertablett serviert bekommen, lernen überhaupt nicht, dankbar zu sein und sich wertgeschätzt zu fühlen, zumal sie häufig materielle Dinge anstelle von Liebe bekommen. Sie mussten sich nie für etwas Gutes anstrengen und konnten auch nie stolz auf sich sein. Das scheint mir letztlich die Quelle für eine Depression zu sein, die sich chronisch durch das ganze Leben zieht. Solange einem alles zur Verfügung steht, bemerkt man diese Depression nicht, denn man kann sie übertünchen. Besonders, wenn man jung ist, kann man jedes Wochenende auf Partys gehen, sich den ganzen Tag mit Musik zudröhnen, sich von der Werbung verführen lassen und sich dauernd irgendwelche neuen Dinge kaufen. Oder man kann den ganzen Tag lang Süßigkeiten essen, Alkohol trinken oder andere vermeintlich dringlichen Bedürfnisse befriedigen und so einen suchtartigen Lebensstil entwickeln und die innere Leere verdecken.

Aber irgendwann ist der Selbstbetrug nicht mehr möglich und es geht nicht mehr so weiter. Ist das der Fall, wäre es angebracht, dass diese Menschen sich eingestehen, dass die bisherige Lebenseinstellung falsch ist und sie selbst etwas ändern müssen. Doch sie haben im Laufe ihres Lebens nur gelernt, die Verantwortung für ihre Befriedigung auf andere zu schieben und selbst keinerlei Verantwortung zu übernehmen. Genau das wäre aber *not-wendig*, denn nicht die Gier nach ständiger Befriedigung von außen, sondern die Fähigkeit, Verantwortung für unsere Sinnerfüllung zu übernehmen, macht uns Menschen glücklich, zufrieden und neugierig auf das Leben.

Menschen mit einer solchen Vorgeschichte brauchen genauso dringend Hilfe und eine verlässliche

Begleitung wie Betroffene von endogenen Depressionen. Nur die Behandlung muss auf eine ganz andere Weise erfolgen. Es ist eine Art Nacherziehung notwendig. Diesen Menschen muss vor Augen geführt werden, dass ihre passiven Ansprüche an das Leben zu einer Unersättlichkeit führen, dass das „Ich, Ich, Ich und noch einmal Ich" sie niemals zufrieden macht. Sie sollten erkennen dürfen, dass Dankbarkeit auch für die kleinen Dinge des Lebens ihr Selbstbewusstsein viel stärker macht als ihr ständiges Anspruchsdenken. Um diesen Sachverhalt zu illustrieren, möchte ich einmal ein positives Beispiel anführen:

Die jüngste Tochter von unseren Freunden war in der glücklichen Lage und es war für sie selbstverständlich, dass ihre Eltern sie in ihren reiterlichen Ambitionen sehr unterstützten. Geld war genug vorhanden. Nun hatten wir geplant, mit diesen Freunden übers Wochenende wegzufahren. Doch leider benötigte ihre Tochter genau an diesem Wochenende kurzfristig die Hilfe ihres Vaters bei einem wichtigen Turnier. Also sagte er uns sofort ab, um mit ihr zu fahren. Die Tochter selbst wusste nichts davon, dass sie unser gemeinsames Wochenende gesprengt hatte. Der Vater wollte ihr diese Unannehmlichkeit ersparen. Als ich sie aber darauf ansprach, erschrak sie und meinte, das hätte sie doch nicht gewusst. Ich versicherte ihr, dass wir gern auf unsere Unternehmung verzichtet hatten, weil wir sie mögen und wussten, wie wichtig dieses Turnier für sie war. Sie strahlte und meinte erfreut: „Wirklich? Das habt ihr für mich getan? Super, vielen Dank!" Sie war dankbar, und es tat ihr gut zu erfahren, wie sehr wir sie mögen.

Um diesen ganz anderen Blickwinkel zu bekommen, brauchen Kinder die liebevolle Unterstützung ihrer Eltern. Doch diese Unterstützung bleibt leider vielen unserer Kinder und Jugendlichen schon alleine deshalb versagt, weil bei allem Konsumverhalten von Eltern und Kindern viel zu wenig Zeit für Gespräche über die wichtigen und auch unwichtigen Dinge des Lebens bleibt. In vielen Familien wird nicht einmal mehr eine gemeinsame Mahlzeit eingenommen, geschweige denn echte Tischgemeinschaft gepflegt, wo sich solche Gespräche ganz natürlich entwickeln können.

Es darf also nicht vergessen werden, dass die von liebevollen Beziehungen *ver-rückte* Ausrichtung hin zu gierigem Konsum diesen Menschen mit depressiver Lebensstimmung von anderen beigebracht wurde. Die Verantwortlichen, die diese jungen Menschen hätten auf das Leben vorbereiten sollen, haben ihre Aufgabe verfehlt, indem sie ihre Kinder vor dem Fernseher *geparkt* haben, statt sich mit ihnen auseinanderzusetzen, oder sie mit Konsumgütern billig abgespeist haben, statt sie zu trösten, wenn sie traurig waren, oder jedem Quengeln nachgegeben haben, wo sie hätten konsequent sein sollen. Solche Menschen brauchen also eigentlich eine Art *Nacherziehung*, die jedoch nur in einem sicheren, liebevollen, durch klare Grenzen definierten Beziehungsraum funktioniert. Deshalb ist hier die sinnvollste Therapieform eine Gruppentherapie.

Depressiönchen

Sie merken schon an der Namensgebung, dass wir nun einen Grenzbereich zu den „echten" Depressionen betreten.

Ich begegne immer wieder Menschen, meist sprechen sie mich nach meinen Vorträgen an, die in etwa ihr Lebenslied so singen: „Die Menschen sind schlecht, sie denken an sich, nur ich denke an mich!"

Diese Menschen sind im wahrsten Sinne des Wortes verzogen. Selbstverständlich haben andere Menschen immer und sofort für sie da zu sein. Selbstverständlich haben sie Anspruch auf den bequemsten Platz, die beste Aussicht … Natürlich muss ihnen immer eine Extrawurst gebraten werden, Rücksicht auf ihre Eigenheiten genommen werden und so weiter.

Passiert das einmal nicht, oder zeigt die Umgebung Ermüdungserscheinungen, so ziehen sie sich beleidigt in den Schmollwinkel zurück und klagen ihr Lebenslied. Das nennen sie dann: „Ich habe meine Depressionen, ich bin ja so enttäuscht worden."

Ich will nicht bezweifeln, dass diese Menschen auch leiden. Aber sie leiden an der falschen Stelle. Sie klagen darüber, wie rücksichtslos die Mitmenschen sind, haben aber wohl nie einen Gedanken daran verschwendet, was sie selbst anderen Menschen zumuten.

Fast jeder Mensch kennt solche Zeitgenossen. Während Menschen mit *echten* Depressionen diese niemals an die große Glocke hängen, gehen sie damit hausieren und erpressen ihre Umgebung damit. Ein Beispiel für Menschen mit *Depressiönchen* möchte ich Ihnen nun vorstellen:

Eine Frau, die, wie sie selbst sagt, eine Sozialschmarotzerin gewesen war und wegen anderer Symptome in meine Behandlung kam, wurde in der Gruppentherapie bald damit konfrontiert, dass sie sich arg egozentrisch verhielt. Durch die Behandlung wurde sie schließlich bereit, an sich zu arbeiten. Weil sie die Therapie sehr ernst nahm, machte sie auch einige Reifeschritte auf dem Weg zu einer verantwortungsbewussten Frau. Das tat ihr ausgesprochen gut.

Irgendwann aber geriet sie am Arbeitsplatz in eine schwierige Situation, woraufhin mich ein empörter Anruf von ihr erreichte: „Das hätten Sie mir aber doch sagen müssen, dass meine Symptome nicht mehr verfügbar sein würden! Ich habe schon (wie früher auch) die Sanitäter gerufen, doch jetzt tauchen die Symptome nicht mehr auf und ich muss den Konflikt durchstehen!"

Im weiteren Verlauf der Therapie lernte die Frau es jedoch, sich dem Leben zu stellen. Und letztlich war sie stolz auf ihr selbst erarbeitetes Selbstbewusstsein.

Diese Frau hatte den Vorteil, wegen verschiedener Symptome in stationäre Behandlung zu müssen und dort eine gute Gruppentherapie zu erleben, in der sie sowohl Vertrauen entwickeln konnte als auch mit ihren Fehlerwartungen und daraus resultierendem Fehlverhalten konfrontiert wurde. Zudem war sie durch die Aufnahme in eine Klinik aus ihrem gewohnten Umfeld herausgenommen, und die alten Strategien, in diesem Fall die totale Verwöhnung durch den Ehemann, funktionierten nicht mehr. Aber sie war auch willens, die Chance zu nutzen und an sich zu arbeiten, denn schließlich zwang sie der Leidensdruck der Symptome dazu.

Menschen mit *Depressiönchen* verspüren aber diesen der Weiterentwicklung zuträglichen Leidensdruck nicht. Einen Leidensdruck empfinden lediglich ihre

Mitmenschen. Aber auch diese sind so in dem System gefangen, dass dieses System recht stabil ist. Was kann man tun?

Ein Grundsatz in der Psychotherapie ist, dass der tätig wird, der leidet. Freud hat das folgendermaßen ausgedrückt: Der Rückenwind der Therapie (eigentlich jeder unangenehmen Veränderung) ist der Leidensdruck. Sollten Sie also an so einem Menschen mit *Depressiönchen* leiden, so müssen Sie Ihr Verhalten ändern. Erst dann besteht auch eine gewisse Chance, dass die dadurch eingeleitete Störung des Gleichgewichtes in der Beziehung zu diesem Menschen (Gleichgewicht = du forderst, ich gebe) diesen dazu bringt, seinerseits Neues zu lernen. Hierzu folgendes Beispiel:

In einer Frauengruppe ist so eine Depressiönchen-Frau. Immer braucht sie Extrazuwendungen, und wenn gemeinsame Ausflüge geplant werden, wird schon aus Gewohnheit auf ihre Wünsche Rücksicht genommen. Etwas anderes kommt inzwischen niemandem mehr in den Sinn, so stabil ist das System mittlerweile geworden. Doch dann kommt eine neue Person in diese Gruppe, die das System durchschaut und auch offen anspricht. Einigen Mitgliedern der Gruppe fällt es wie Schuppen von den Augen, und von diesem Moment an entwickelt die Gruppe eine neue Strategie, die sie auch konsequent

*anwendet. Statt automatisch ein Ausflugsziel auszu-
suchen, das die Depressiönchen berücksichtigt, wird ein
anderes gewählt. Der Depressiönchen-Frau wird detail-
liert erklärt, wie der nächste Ausflug geplant ist, nämlich bestehend aus einem ausgedehnten Spaziergang,
einem Ausflugsziel, an dem es keine bequemen Sessel,
sondern nur harte Stühle gibt, und dass sie diesmal
auch kein Wunschmenü einplanen konnten. Sie erklären schließlich abschließend, dass sie es schon verstehen
können, wenn sie sich diesen Ausflug nicht zumuten
wolle.*

*Natürlich folgte auf dieses Verhalten der Gruppe ein
Rückzug in die Depressiönchen, denn die Frau wurde in
ihrer Meinung, die Menschen seien alle schlecht, nur be-
stätigt.*

*Ihrer Strategie folgend, berichteten die anderen
Gruppenmitglieder jedoch nach dem Ausflug, dass es
schade gewesen sei, dass ihre Freundin nicht dabei gewesen sei und dass sie sicher auch viel Spaß gehabt hätte.*

*Durch diese neue Strategie hatte die betroffene Per-
son nun die Möglichkeit, aus diesem Ereignis zu lernen,
dass der bisherige Gewinn durch ihre Krankheit zu einem Verlust geworden ist. Doch sie muss diesen Lern-
schritt nicht tun. Beide Möglichkeiten stehen ihr offen.*

Gerade im christlichen Raum, aber auch sonst im
Leben, finden sich immer wieder Helfer, die ihrem

Gegenüber nicht helfen, reifer zu werden, sondern sich selbst daran stärken, dass andere schwach bleiben. Es kann also auch sein, dass diese Person keinen Reifeschritt tut, sondern sich andere Helfer sucht, die ihre Depressiönchen füllen.

Christen haben an dieser Stelle oft ein falsch geeichtes Gewissen. Diesen Menschen sei der Satz mitgegeben: „Jemandem wirklich zu helfen, heißt, ihm nicht zu geben, was er will, sondern was er braucht." Und Hilfe zu Reifeschritten brauchen wir Menschen.

Depressionen verursacht durch unverarbeitete und unvergebene Schuld

Bevor ich das Kapitel über die Depressionen mit seelischen Ursachen beschließe, möchte ich noch eine besondere Form der depressiven Erkrankung behandeln, nämlich die durch unverarbeitete und unvergebene Schuld verursachte Depression.

Wenn ein Mensch Schuld auf sich geladen hat, die in ihm verborgen bleiben musste, die also nicht einmal vor Gott, geschweige denn vor sich selbst oder gar vor anderen Menschen offengelegt werden darf, kann das diesen Menschen krank machen, ihn niederdrücken. Und nichts anderes bedeutet schließlich der Begriff *Depression* – Niedergedrücktheit.

Dieses Phänomen begegnet uns sogar schon in der Bibel, und zwar in den Psalmen, die David in einer Zeit verfasst hat, als er schwerste Schuld auf sich geladen hatte. Ganz besonders eindrücklich sind hier die Psalmen 61 und 32. Den 32. Psalm möchte ich deshalb an dieser Stelle gerne exemplarisch zitieren, damit Sie sehen, was ich meine.

Glücklich ist der, dessen Sünde vergeben ist
und dessen Schuld zugedeckt ist.
Glücklich ist der, dem der Herr die Sünden nicht anrechnet
und der ein vorbildliches Leben führt!
Als ich mich weigerte, meine Schuld zu bekennen,
war ich schwach und elend,
dass ich den ganzen Tag nur noch stöhnte und jammerte.
Tag und Nacht bedrückte mich dein Zorn,
meine Kraft vertrocknete wie Wasser in der Sommerhitze.
Doch endlich gestand ich dir meine Sünde und gab es auf,
sie zu verbergen.
Ich sagte: „Ich will dem Herrn meine Auflehnung bekennen."
Und du hast mir vergeben und meine Schuld weggenommen!

Deshalb sollen die, die dich lieben,
dir ihre Verfehlungen bekennen, solange noch Zeit ist,
damit sie nicht in den Fluten des Gerichts ertrinken.
Denn du bist mein Schutz und bewahrst mich vor
Angst und Sorgen. Du lässt mich über meine Rettung
jubeln.
Der Herr spricht zu mir: „Ich will dir den Weg zeigen,
den du gehen sollst. Ich will dir raten und dich behü-
ten.
Sei nicht wie ein unvernünftiges Pferd oder ein Maul-
tier,
das Gebiss und Zaumzeug braucht, damit es folgt.“
Die Gottlosen haben viele Sorgen,
aber die auf den Herrn vertrauen, sind von Gottes Güte
umgeben.
Deshalb freut euch im Herrn und seid froh,
die ihr ihm gehorsam seid! Jubelt alle vor Freude,
deren Herzen aufrichtig sind!

Es gibt nur einen Weg, diese Niedergedrücktheit los-
zuwerden und sich wieder aufrichten zu können:
Man muss sich die Schuld eingestehen und an den
einzigen Ort bringen, wo sie hingehört: vor Jesus. Bei
ihm kann jeder Mensch seine Schuld abladen, denn
Jesus hat sie längst getilgt.

Aber ich habe im Laufe meines Lebens und besonders in der Begleitung von Menschen in schwierigen

Lebenslagen gelernt, dass genau das vielen Betroffenen große Schwierigkeiten bereitet.

Corrie ten Boom soll einmal in diesem Zusammenhang gesagt haben: „Er wirft unsere Schuld ins tiefe *Meer* – vergeben und vergessen. Aber er hätte noch ein Schild aufstellen müssen: Tauchen und angeln verboten!" Denn wir versuchen doch immer wieder, unsere dunklen Flecken erneut hervorzuholen.

Ich erkenne darin eine Strategie des Widersachers Gottes, des Bösen. Er will uns dazu bringen, unsere Schuld und unser Versagen immer wieder von Jesus fort in unseren eigenen Rucksack zurückzupacken.

Gründe dafür gibt es viele. Vielleicht die Erfahrung, dass wir von anderen Menschen alte Fehler immer wieder *aufs Butterbrot geschmiert* bekommen haben. Es kann auch falscher Stolz dahinterstecken: „So einfach kann ich mir das doch nicht machen!" Oder ein besonders gründlich eingeübtes Selbstbestrafungsverhalten. Dazu ein Beispiel:

Eine junge Frau sagte mir unter Tränen nach einer Abtreibung, sie hätte ihr Kind in den Müll geschmissen.

„So etwas kann man mit einer Flasche Wein machen, die einem nicht geschmeckt hat, aber ich habe es mit meinem Kind getan!", klagte sie sich verzweifelt an.

Nachdem sie jahrelang überhaupt nichts mit Gott zu tun gehabt hatte, hatte sie sich nach der Abtreibung an längst vergessene Zeiten im Kindergottesdienst erinnert und Gott um Vergebung gebeten.

„Aber ich fühle die Vergebung nicht. So etwas kann ja auch nicht vergeben werden, wenn man sein eigenes Kind umbringt!", erzählte sie mir am Boden zerstört.

Sie tat mir in der Seele leid und ich hätte ihr so gerne geholfen. Ich hatte sie bereits zu ent-schuldigen versucht, indem ich Verständnis für ihre schwierige äußere Situation geäußert hatte, in die die Schwangerschaft fiel.

Das hatte sie jedoch mit der verzweifelten Ablehnung quittiert: „Entschuldigen Sie mich nicht, nehmen Sie meine Schuld ernst!"

Gott gab mir in diesem Moment glücklicherweise die richtige Antwort: „Verlass dich nicht auf deinen Verstand (und das gilt auch für unsere Gefühle), sondern verlass dich auf mich." (Sprüche 3,5)

Mit diesem Bibelzitat und seinem Gebot, diesem zu gehorchen – darauf habe ich sie bewusst aufmerksam gemacht –, verließen wir den Raum der Psychotherapie und kamen in den Bereich der Seelsorge. Immer, wenn in Zukunft ihr Verstand und ihre Gefühle erneut an ihrer Schuld verzweifeln wollten, sollte sie innehalten und Gott für seine Vergebung danken.

Zwar hatte sie erhebliche Zweifel an der Methode – sie hatte noch nie Seelsorge erfahren, aber in ihrer ausweglosen Lage befolgte sie dennoch meinen Rat. Immer noch verzweifelt begann sie, Gott für die Zusage seiner Vergebung zu danken. Und das Wunder geschah: Nach *einigen Tagen spürte sie eine Entlastung, eine Befreiung in sich, weil sie die Vergebung angenommen hatte.*

Etwa ein Jahr später schrieb sie mir, dass sie nun den sichtbaren Beweis für Gottes Gnade in den Armen halte: „Freuen Sie sich mit mir – Gott hat mir, die ich sein erstes großes Geschenk in den Müll geworfen habe, noch einmal ein Kind anvertraut!" Sie musste ihre Schuld nicht mehr verdrängen oder verleugnen, sich aber auch nicht mehr ständig vor Augen halten, da sie sich nun der Vergebung sicher war.

Aber auch Schuld, die wir nicht selbst verursacht haben, sondern die uns von anderen Menschen angetan wurde, kann zu Niedergedrücktheit führen, also eine Depression auslösen. Wenn also Menschen anderen Menschen etwas *nachtragen*, was ihnen von diesen angetan wurde, sammelt sich immer mehr Gewicht an, und der Verletzte trägt immer schwerer daran. Schließlich drückt ihn all die nachgetragene fremde Schuld mehr und mehr nieder und dann bleibt keine Kraft und auch kein Bewegungsspielraum mehr übrig. Und so kommt es, dass von diesem beständigen Festhalten an der Schuld, die man ihm angetan hat, dieser Mensch für die Gestaltung seines eigenen Lebens gar nicht mehr frei sein kann. Letztlich bestimmen rückwärtsgewandte Klage und Anklage das Leben eines solchen Menschen.

Was ist also zu tun?

Auch in solchen Fällen muss die fremde Schuld, die jemand mit sich schleppt, losgelassen und bei Jesus abgeladen werden. Nur, je länger ein Betroffener die ihm angetane Schuld nachgetragen hat, desto schwieriger wird für ihn der Prozess des Vergebens, denn das ganze Lebensgleichgewicht dieses Menschen baut auf das Nachtragen auf.

Stellen Sie sich die fremde Schuld als einen schweren Rucksack vor – so schwer, dass der Mensch vornübergebeugt gehen muss. Ist er daran gewöhnt, befindet er sich im Gleichgewicht. Wenn er den Rucksack nun aber ablegt, kippt er vornüber. Er ist sich unsicher, er schwankt. Er muss für sich erst ein ganz neues Gleichgewicht finden und einüben, und das in eigener Verantwortung und aktiver Lebensgestaltung.

Dazu kommt, dass die alten Wunden und Narben noch schmerzen, auch wenn man dem Verursacher vergeben hat. Die alten Erfahrungen wirken nach, zum Beispiel Missbrauch, Angst vor neuen Verletzungen, Angst vor Zurückweisung … Dennoch ist das Abgeben der Last, also dass der Verletzte dem Verletzenden vergibt, die Grundvoraussetzung für die innere Heilung.

Am Anfang dieses Heilungsprozesses steht die Einsicht, dass das Nachtragen nur dem Betroffenen selbst schadet und ihn behindert. Daraus erwächst dann irgendwann der Wille zu vergeben. Aber der Verlauf des Heilwerdens bis in die tiefen Gefühle hinein geht nur in kleinen Schritten voran und kann nicht von heute auf morgen passieren. Bei diesen schmerzlichen Schritten braucht der Betroffene treue, liebevolle Begleitung in einer auf wachsendes Vertrauen aufbauenden Seelsorge.

Für Christen ist es oft leichter, zu vergeben und sich vergeben zu lassen, weil sie einen Ort kennen, wo eigene und fremde Schuld abgeladen werden kann: das Kreuz Jesu Christi. Aber auch Menschen, die keinen Bezug zum Glauben haben, können lernen, sich nicht länger selbst zu verurteilen und mit ihren Fehlern zu leben.

Und sie können auf die oben beschriebene Einsicht aufbauend auch anderen Menschen vergeben, damit sie ihnen nicht länger die Schuld nachtragen und so frei werden können, ihr eigenes Leben zu gestalten. Ich möchte Ihnen nun gerne ein Beispiel erzählen, anhand dessen ich deutlich machen möchte, wie wichtig Vergebung wirklich ist.

Eine meiner Freundinnen, die selbst keine Christin ist, trug schwer am Ehebruch und am Verlassenwerden durch ihren Ehemann.

Ich erklärte ihr die Vorteile der Vergebung und die Belastung des Nachtragens. Sie begriff sofort, was ich meinte und übte ihrem Mann gegenüber Vergebung. Das heißt, sie verbot sich ganz konkret nachtragende und bittere Gedanken. Sie hörte auf, über das erlittene Unrecht mit anderen Menschen zu sprechen. Und sie ließ sich auch nicht zu Schadenfreude hinreißen, als ihrem Mann ein Unglück widerfuhr, sondern war zu echtem Mitleid fähig. Viele Jahre später, als er an einem Wendepunkt seines Lebens „Klarschiff" machten wollte und sie um Entschuldigung bat, konnte sie ihm lächelnd sagen: „Ich habe dir längst vergeben."

Zu diesem Zeitpunkt führte sie schon seit Jahren ein eigenständiges und erfülltes Leben.

„Du glaubst gar nicht, wie gut ich mich dabei gefühlt habe, und es hat ihn sehr überrascht!", sagte sie mir anschließend freudestrahlend.

Viktor Frankl, der große Wiener Logotherapeut (logos = Sinn), sagte einmal: „Natürlich lasse ich mir von anderen nicht alles gefallen, am wenigsten aber von mir selbst."

Vergeben heißt also, mir von mir selbst keine Bitterkeit, keine Rachegedanken und -gefühle gefallen zu lassen, denn das hält mich in Abhängigkeit zu demjenigen, der mich verletzt hat. Vergebung macht mich, den Verletzten, frei, nicht aber den Täter.

Da wir nun einen Abstecher in die Seelsorge gemacht haben, sei noch eine Form der Depression erwähnt, die mir bisher nur bei Christen begegnet ist: Depression bei vermiedener, ja sogar verbotener Trauerarbeit. Hierzu wieder ein Beispiel:

Eine Frau kam mit einer schweren Depression und seelisch eingefroren in die Klinik, und zwar ein halbes Jahr nach dem Verkehrstod ihres einzigen Sohnes. Sie hielt sich sehr aufrecht und in ihrem Gesicht zeigten sich keine Anzeichen von Trauer. Ich kannte so etwas schon und fragte sie deshalb bald, was denn ihre Mitchristen nach dem Tod ihres Sohnes ihr zugesprochen hätten.

Wie aus der Pistole geschossen, kam die Antwort: „Denen, die Gott lieben, werden alle Dinge zum Besten dienen, und daran halte ich mich."

Sie verbot sich also nach diesen so gar nicht mitfühlenden Worten alle Trauer, alle Verzweiflung, ja erst recht den verständlichen Hader gegen Gott. Sie glaubte, Gott verlange das von ihr.

Als ich ihr zeigte, dass selbst Jesus über den Tod seines Freundes Lazarus geweint hat, löste sich etwas in ihr und sie begann ihren Trauerweg. Nun war sie nicht mehr aufrecht, sondern gebeugt, nicht mehr gefasst,*

---

* Ich möchte allen Lesern, die sich mit dem Thema Trauer näher auseinandersetzen möchten, folgendes Buch empfehlen: Verena Kast, Trauern: Phasen und Chancen des psychischen Prozesses, Kreuz Verlag.

sondern voller heftiger Gefühle: Schmerz, Wut, Verzweiflung, Fragen an Gott. Sie schrie vor Gott all dies heraus und erfuhr, dass Gott das aushält. Dies führte schließlich zu einer ganz neuen Gotteserfahrung und Geborgenheit.

3
Gesellschaftsbedingte Depressionen

Zum Schluss möchte ich noch einige Gedanken ausführen, die in unserer modernen Spaßgesellschaft nicht sehr populär sind.

Ich glaube, unter all dem lauten Spaßgetöse verbirgt sich die Gefahr einer gesellschaftsübergreifenden Depression. Doch weil diese nicht in Erscheinung treten darf, ist eine davon ablenkende Dauerbespaßung notwendig. Viele Menschen können heutzutage nicht einmal mehr für kurze Zeit zu sich kommen, sondern benötigen eine ständige *Beschallung* durch Musik, Informationen oder Bilder. All das entwickelt sich zu einem suchtähnlichen Verhalten: Es muss immer schriller, immer erschreckender, immer mehr sein. Die zunehmende Unfähigkeit, echte Beziehungen zu gestalten und stattdessen in virtuelle Netzwerke auszuweichen, ist besorgniserregend.

Ich war vor Kurzem in Uganda in Zentralafrika. Dort erlebte ich die Bevölkerung als besonders freundlich und zugewandt, entgegenkommend und hilfsbereit, ohne dafür eine Gegenleistung zu erwarten. Jederzeit war man zu einem netten Gespräch bereit und trotz großer materieller Armut sah ich überall Wärme und Fröhlichkeit.

Unser Reiseleiter berichtete uns, dass er kurz zuvor in Europa auf einer Art Werbereise für sein Land unterwegs gewesen sei und vor lauter Mangel an menschlichen Kontakten *krank im Herzen* nach Uganda zurückgekehrt sei.

In den öffentlichen Verkehrsmitteln hatte er sich einsam gefühlt, weil die Mitreisenden beständig mit ihren Handys beschäftigt gewesen seien, sich mittels Ohrhörern von der Außenwelt abgeschottet hätten oder demonstrativ ihre Tasche auf den Nebensitz stellten, um nur ja niemanden in ihre Nähe zu lassen.

Diese *Krankheit des Herzens* meine ich, wenn ich von einer längst vorhandenen schleichenden Depression unserer Gesellschaft spreche. Und dieser Gast in unserem Land hat sie in ihrer vollen Kälte zu spüren bekommen.

Er konnte sie wahrnehmen, weil er nicht selbst daran litt. Wir hingegen erkennen die Symptome gar nicht mehr und die meisten von uns wollen das auch nicht.

Und trotzdem wirkt diese das Land überziehende Depression auf uns ein. Schon in einem alten Kirchenlied wird dieses Phänomen charakterisiert, das wir modernen Menschen nur mit anderen Worten beschreiben: „Sie suchen, was sie nicht finden, in Liebe und Ehre und Glück und kommen belastet mit Sünden und unbefriedigt zurück."[*]

Heutzutage ist es nicht viel anders, nur die Ausprägung hat sich verändert. So ist eine verzweifelte Suche nach Ablenkung in sexuellen Ausschweifungen, das Streben nach einer steilen Karriere um jeden Preis und die Suche nach immer neuen Kicks durch Drogen oder immer brutalere Fernsehsendungen oder Computerspiele allenthalben zu beobachten. Gelingt aber diese Form der Ablenkung nicht mehr, drückt sich die Verzweiflung schließlich in ungesteuerter Aggressivität (wie Randale) oder gezielten Gewalttaten aus. Dass sich inzwischen nicht nur einzelne Jugendliche zu rechten oder linken Extremistengruppen hingezogen fühlen, weil sie dort vermeintlich Zugehörigkeit, Anerkennung, Nestwärme und Ideale finden, zeigt, dass auch die aktiv, fast stolz nach außen gezeigte *Null-Bock*-Lebenshaltung eigentlich ein Ausdruck dieser *Krankheit des Herzens* ist: einer tiefen Hoffnungslosigkeit, Vereinsamung und Lähmung der Eigeninitiative, also einer kollektiven Depression.

---

[*] Ich bin durch die Welt gegangen, Eleonore Fürstin von Reuß, 1835–1903.

Die Macht des Geldes und seine Opfer

Eine besondere Ausprägung des Lebensstils der *Postmoderne* oder der nächsten Stufe, der *Postpostmoderne*, ist die Knechtschaft im Dienste des Mammons, wie der Götze *Geld* in der Bibel genannt wird. Sprüche wie: „Haste was, dann biste was", „Geld regiert die Welt" und „Die Märkte (wer sind eigentlich diese Märkte?) fordern ein ständiges Wachstum" sind allgegenwärtig und weisen auf die Macht dieses Götzen hin. Deshalb ist es auch nicht verwunderlich, dass dieser Götze wie alle Götzen Opfer fordert. Menschenopfer!

Diese Menschenopfer weisen psychische Krankheiten auf wie Burn-out, Depressionen, Lebensmüdigkeit, bis hin zur Selbsttötung von Menschen, die nach außen überaus erfolgreich zu sein scheinen. Von solchen zutiefst erschreckenden Meldungen kann man jeden Tag in den Medien hören und lesen. Aber auch die Partner dieser Menschen sind betroffen, denn sie leiden ganz besonders unter einer Mangelernährung der Beziehung.

Und nicht zuletzt sind auch die Kinder die Leidtragenden, weil sie aufgrund hoher Ansprüche an einen gehobenen Lebensstandard der so dringend von ihnen benötigten Liebe ihrer Mutter beraubt werden und deshalb nicht zu liebesfähigen Menschen heranreifen können.

Um einen solchen vermeintlich notwendigen hohen Lebensstandard zu ermöglichen, ist es erforderlich, dass beide Eltern arbeiten gehen.

Es ist leider aber auch immer wieder zu beobachten, dass keines der beiden Elternteile willens ist, Verantwortung für das gemeinsame Kind zu übernehmen. Eine der Ursachen dafür ist, dass unsere Gesellschaft nicht bereit ist, wenigstens einen Elternteil finanziell so zu unterstützen, dass dieser die *seelische und körperliche Frühgeburt Kind* so lange begleiten kann, bis aus dem Objekt („Lisa will …") ein Subjekt geworden ist („Ich will …").

Kein Tier schmeißt ein unreifes Jungtier aus dem Nest, doch allem natürlichen Anschauungsmaterial (und allen entwicklungspsychologischen Erkenntnissen) zum Trotz werden weltweit mit viel Vehemenz und Energie ideologische Programme auf den Weg gebracht, die unsere Kinder zu Opfern machen.

Kleinstkinder, die in Krippen *entsorgt* werden, weinen zunächst nach ihrer Mama, doch bald verstummen sie in Resignation – in Depression! Irgendwann spüren sie ihren Schmerz nicht mehr – eine Überlebensstrategie, die jedoch ihre Fähigkeit zu empfinden schwächt, ja vielleicht sogar tötet. Ich hörte neulich ein ebenso einfaches wie durchschlagendes Argument: Niemand schafft sich einen Hund an, um ihn dann tagtäglich im Tierheim abzugeben – aber mit unseren Kindern verfahren wir so!

Da wird uns eingeredet, dass Kinder in erster Linie Bildung brauchen. Nein, Kinder brauchen zuerst einmal Liebe, Bindung und Erziehung. Und fallen diese zu mangelhaft aus, fruchten alle Bildungsangebote nichts. Echte Erziehung zu reifen Persönlichkeiten geht aber nur in liebevoller, durch Grenzensetzen unterstützter personaler Beziehung – nie in kollektiver Erziehung. Das ist dann Dressur.

Im Meinungsbild der modernen Menschen sind schwangere Frauen nicht mehr *guter Hoffnung* und Kinder sind auch keine Quelle der Freude mehr, sondern sie stören. Ja, Kinder sind ein Armutsrisiko und halten Frauen vom Arbeitsmarkt fern. Allerdings sind sie auch ein Absatzmarkt und ein Thema für gesellschaftspolitische Profilierung. Nur eins sind Kinder leider nicht mehr: Um ihrer selbst willen geliebte kleine Menschen, die jedes Opfer wert sind.

Am Ende wundern sich dann alle, warum in unserer *schönen neuen Welt*[*] mit zahllosen Spaßangeboten für alle so wenig Mitleidsfähigkeit herrscht, dass immer neue Sozialversicherungen die Aufgabe der Nächstenliebe übernehmen müssen. Dass gefühllose Jugendliche in erschreckender Brutalität hilflose Mitmenschen zu Tode prügeln. Dass junge Menschen sich selbst verletzen in ihrer Sehnsucht, sich zu spüren. Dass geldgierige Manager, die auch einmal von

---

[*] Aldous Huxley: Schöne neue Welt, Fischer Tachenbuchverlag.

Liebe abhängige Babys waren, im wahrsten Sinne des Wortes über Leichen gehen, um Profit zu machen. Und dass die Menschen innerlich so leer und unbefriedigt sind, dass sie mehr und mehr von Süchten beherrscht werden.

Die Liste kann endlos weitergeführt werden. All die vielen kleinen Lieblosigkeiten, die zum Scheitern von Beziehungen führen, aber natürlich nicht in den Medien auftauchen. Die Entscheidungen, die zum Bankrott kleinerer Betriebe führen, zum Mobbing am Arbeitsplatz, sind schon so selbstverständlich, dass sie nicht einmal mehr registriert werden. Und diese Gewohnheit ist die Nährlösung für gesellschaftsbedingte Depressionen.

Gibt es Gegenmaßnahmen?

Es gibt sie, aber bisher sehe ich in unserer Gesellschaft oder bei den Verantwortungsträgern und ebenso bei den aktiv Betroffenen noch keine Bereitschaft, auch nur das wahre Problem sehen zu wollen, zu können, oder beim Namen zu nennen, geschweige denn gegenzusteuern.

Solange die Blase der Dauerbespaßung nicht überspannt ist und platzt oder durch Mangel an Mitteln die *Füllung* entzogen wird, sind sich wohl die meisten darin einig, dass die genannten Alarmsignale nur der ganz normale Ausdruck der Postmoderne sind, in der wir leben. Na, da haben wir doch die Ursache allen Übels gefunden: Es ist die Postmoderne, und die übernimmt bestimmt keine Verantwortung, da sie nur ein Konstrukt ist.

Und wenn ich so über diese Phänomene der Postmoderne nachdenke, kommt mir eine noch recht „junge" Form von gesellschaftsbedingten Depressionen in den Sinn, der ich erst in den letzten 25 Jahren begegnet bin, und zwar eine Untergruppe der schon benannten Depression in den Wechseljahren der Frau. Betroffen sind im Beruf erfolgreiche Frauen, kinderlos und oft auch ohne feste Partnerbindung. Wenn die Fortpflanzungsfähigkeit gegen null geht, meldet sich die Weiblichkeit in Form von sich aufdrängenden Gedanken, wie es wohl wäre, ein Kind zu haben. Dann erfasst eine ungeheure Traurigkeit die betroffenen Frauen, die nur zu gut wissen, dass dieser in ihnen hochdrängende Wunsch nicht mehr erfüllt werden kann. Ich hatte immer angenommen, dass sich diese Frauen bewusst gegen Familie und Kinder entschieden hätten.

Erst eine Topmanagerin öffnete mir die Augen, als sie sagte: „Ich habe im Traum nicht einen Gedanken an mögliche Kinder verschwendet. Ich verstehe nicht, was jetzt los ist."

Dann schilderte sie mir, dass sie sich nie bewusst entschieden hat, welche Lebensrichtung sie einschlagen wolle. Automatisch, weil alle in ihrem Umfeld Karriere machten, sei sie diesen Weg mitgegangen. Sie hatte ihre Weiblichkeit einfach hintenangestellt, überrollt.

Eine Ent-scheidung macht bewusst, dass man auf eine Seite verzichten muss, wenn man die andere wählt. Eine bewusste Auseinandersetzung mit der Frage des Verzichts auf ein Kind hätte – wie jeder Verzicht – Trauerarbeit ermöglicht. Denn auf etwas, was einen Wert darstellt, zu verzichten, tut weh.

Aber sie hätte ja „im Traum nicht daran gedacht". Das heißt, sie hatte nicht ent-schieden, nicht bewusst die Karriere gewählt und auf den Kinderwunsch, der in jeder Frau von Natur aus angelegt ist, verzichtet, sondern war im „Mainstream" des Zeitgeistes mitgeschwommen. Und nun, in den Wechseljahren, einem Meilenstein im Leben jeder Frau, brach sich dieser geknebelte Wunsch heftig Bahn – er überfiel sie zu spät.

Nun musste sie in der Therapie gezwungenermaßen die Trauerarbeit leisten, an die sie in jungen Jahren „im Traum nicht gedacht hätte".

Ich fürchte, auch die Frauen, die zwar selbst Kinder geboren haben, diese aber vom Zeitgeist manipuliert von anderen erziehen lassen, werden irgendwann Trauerarbeit leisten müssen. Denn spätestens, wenn diese Kinder groß sind, wird ihnen bewusst werden, dass sie all die vielen wichtigen Schritte im Leben ihrer Kinder nicht mit ihnen geteilt haben und diese nun unwiderruflich verloren sind.

Vielleicht bringt der Zeitgeist aber – und das ist für mich eine Horrorvision – den „neuen Menschen" hervor. Frei von jeglichen zwischenmenschlichen Bedürfnissen, frei von weiblicher oder männlicher Identität, seinen Lüsten frei vom lästigen Gewissen folgend (oder ausgeliefert?). Das Ideal des Gendermainstream-Menschen. Der wird dann wohl zu keiner solchen Depression mehr fähig sein. So wie es bereits Aldous Huxley in seinem Buch „Schöne neue Welt" beschreibt.

Trotz meiner momentan eher düsteren Einschätzung möchte ich für diejenigen, die in ihrem persönlichen Umfeld diesem Phänomen entgegensteuern wollen, einige Möglichkeiten aufzeigen. Schließlich kennen wir bereits aus der Bergpredigt den Appell, bei sich selbst anzufangen und Salz und Licht für die Gesellschaft zu sein.

Hier einige Ansätze:

1. Steigen Sie aus den derzeit so leicht (mit einem Klick!) erreichbaren Scheinwelten aus und üben Sie stattdessen echte Beziehungen ein. Verzichten Sie auf Massenevents und laden Sie lieber einige wenige echte Menschen ein, damit reale Begegnungen und Gespräche möglich sind und der

Austausch von Gedanken und Gefühlen. Bauen Sie tiefe Freundschaften auf, die in Krisen tragen und heimatgebend sind.

2. Verbringen Sie mehr Zeit mit Zuneigung und Entgegenkommen, statt mit egoistischer Selbstverwirklichung. Die Erfahrung lehrt, dass unser Selbstwertgefühl von Taten genährt wird, auf die wir stolz sein können, nicht von ständiger Nabelschau. Es lässt unser Selbstbewusstsein wachsen, wenn wir uns sagen können: „Das ist mir schwergefallen, es hat mich Überwindung gekostet, aber ich habe etwas Gutes bewirkt", oder auch: „Zwar ist es mir nicht ganz so gut gelungen wie erhofft, aber ich habe mich nicht entmutigen lassen und es so gut gemacht, wie ich konnte", oder sogar: „Die Aufgabe war eine Nummer zu groß für mich, aber ich habe mich nicht gedrückt, sondern es versucht." Der Blick fort vom eigenen Vorteil, von den eigenen, oft maßlosen Geltungsansprüchen hin zu sinnvollen Zielen macht Mut, überwindet Antriebshemmungen und verleiht mehr und mehr Zuversicht und innere Stärke. Das besagt auch der Bibelvers: „Wer sein Leben zu erhalten sucht, der wird es verlieren; und wer es hingibt, der wird es gewinnen" (Lukas 17,33). Deshalb ist es auch kein Wunder, dass all die zu Egozentrikern erzogenen Menschen sich derart verloren fühlen, dass sie ständige Ablenkung brauchen.

3. Geben Sie das falsche Ideal auf, immer nur nach Lust und Laune zu leben. Viktor Frankl, der Therapeut, der meiner Meinung nach die besten Antworten auf die Probleme der postmodernen Menschen bietet, hat gesagt: „Man muss sich von sich selbst nicht alles gefallen lassen." Um dies zu erreichen, ist es hilfreich, wenn man lernt, Selbstgespräche wie die folgenden zu führen:

Am liebsten würde ich jetzt …

… zu einer Notlüge greifen,

… aus der Situation flüchten,

… dem anderen eins auf den Deckel geben,

… alles liegen lassen und lieber etwas spielen,

… einem Kaufimpuls nachgeben, obwohl ich kein Geld übrig habe,

doch was wären die Folgen?

Wer häufig lügt, wird zum Lügner. Wer immer wegläuft, wird zum Feigling. Wer Dinge auf die lange Bank schiebt, wird unzuverlässig. Wer auf Pump lebt, wird irgendwann zum Dieb. Will ich das wirklich? Nein. Deshalb sage ich die Wahrheit. Deshalb erledige ich meine Aufgabe. Deshalb verzichte ich lieber, statt Schulden zu machen. Deshalb gehe ich verantwortlich mit mir und meinen Ressourcen um. Das ist wahre Freiheit! Das Diktat von Lust und Laune führt letztlich in die Unfreiheit. Doch der Verzicht auf das sofortige Ausleben von Impulsen ist schwierig und braucht gute Zielvorgaben und Werte, für die sich der Verzicht auch lohnt. Es gibt einen großen Unterschied zwischen dem Verzichten auf etwas als bewusster Ich-Leistung und dem *Verkneifen* von etwas als angstgesteuertem Automatismus.

Ich möchte Mut machen, die Möglichkeiten zu ergreifen, die in unserer persönlichen Macht stehen, um der gesellschaftlichen und auch manch seelisch bedingter Depression entgegenzuwirken.

Neben dem Umdenken und dem veränderten Handeln des Einzelnen liegt eine große Hilfe in Zweierschaften und auch in Gruppen wie gemeindlichen Jugend- oder Hauskreisen. Dort kann man im geschützten Raum diese Themen aufgreifen, bearbeiten und sich gegenseitig ermutigen, ermahnen und sogar auf bestimmte Ziele verpflichten. Es kann eine wichtige Stütze sein, wenn man sich vor anderen für eine gewisse Zeit auf eine bestimmte Haltung und Handlungsweise festlegt. Nicht zuletzt beruht auf dieser Erfahrung der Erfolg von Selbsthilfegruppen wie den *Anonymen Alkoholikern* oder auch den *Weight Watchers*.

Wir Menschen brauchen feste Vorsätze, Versprechen und *Kontrolle* durch andere, um treu zu bleiben. Das alles soll kein Zwang oder Krampf sein. Aber in einem Strom Gleichgesinnter schwimmt es sich viel kräfteschonender gegen den Zeitgeist an, der, soweit ich das sehen kann, unser Leben keineswegs heller, zufriedener oder lebenswerter macht.

Wer dieser Zeitgeist ist? In einer spätabendlichen Talkshow, die ich vor einiger Zeit im Fernsehen anschaute, kamen die Teilnehmer zu keiner Antwort auf diese Frage, sie konnten nur die Erscheinungsformen benennen.

Mir als Christin, die es gewohnt ist, die mehrere Tausend Jahre umfassende Menschheitsgeschichte der Bibel zurate zu ziehen, kommt der Verdacht, dass hinter dem Zeitgeist eine Kraft agiert, die schon seit Urzeiten das Ziel verfolgt, die Menschen in Abhängigkeit zu bringen, sie von Gott weg auf sich selbst zurückzuwerfen und letztendlich zu beherrschen. Die Methode ist uralt und hat sich keineswegs verändert.

Im Folgenden einige bekannte Handlungsweisen des Verführers, wie sie bereits in der Bibel in 1. Mose 3,1-6 beschrieben sind:

Die Schlange war das listigste von allen Tieren, die Gott, der Herr, erschaffen hatte. „Hat Gott wirklich gesagt“, fragte sie die Frau, „dass ihr keine Früchte von den Bäumen des Gartens essen dürft?“

„Selbstverständlich dürfen wir sie essen“, entgegnete die Frau der Schlange.

„Nur über die Früchte vom Baum in der Mitte des Gartens hat Gott gesagt: ‚Esst sie nicht, ja berührt sie nicht einmal, sonst werdet ihr sterben.‘"

„Ihr werdet nicht sterben!", zischte die Schlange.

„Gott weiß, dass eure Augen geöffnet werden, wenn ihr davon esst. Ihr werdet sein wie Gott und das Gute vom Bösen unterscheiden können."

Die Frau sah: Die Früchte waren so frisch, lecker und verlockend – und sie würden sie klug machen! Also nahm sie eine Frucht, biss hinein und gab auch ihrem Mann davon. Da aß auch er von der Frucht.

Wir erkennen folgende Strategien:

1. *Sollte Gott gesagt haben ...?*

   Solche Fragen säen Misstrauen zwischen Gott und den Menschen und damit auch unter den Menschen, zwischen Eltern und Kindern, zwischen Partnern, gegen bewährte Bräuche und Regeln ... Diese Liste ließe sich noch lange fortführen und letztlich resultieren sie in Gottlosigkeit.

2. *Wenn du tust, was ich dir sage, wirst du wie Gott sein.*

   Hier haben wir das erste Beispiel einer Selbstvergötzung, das wir in der Bibel finden können. Und dieses Bild lässt sich bis heute innerhalb der Menschheit wiederfinden. Denn nichts anderes ist doch die Bereitschaft vieler Menschen, sich in

merkwürdigen Castingshows oder Camps bloß-
stellen zu lassen, nur um in den *Götterolymp* der
Bekanntheit zu gelangen. Da müssen wir gar nicht
so weit in die Ferne zu den Machthabern dieser
Welt blicken, die sich anmaßen, Gott zu spielen.

3. *Das wird Spaß machen!*

Je länger Eva sich den Baum und seine Früchte
ansah, desto verlockender wirkte er auf sie. Denn
wer möchte nicht Spaß haben? Aber von wirkli-
cher *Freude* ist im alttestamentlichen Bericht vom
Sündenfall nicht die Rede. Ganz im Gegenteil,
wahre Freude haben Adam und Eva vor dem Sündenfall in ihrer engen Beziehung zu Gott kennen-
gelernt und sie waren zufrieden gewesen.

Die Folgen von Adams und Evas Entscheidung für
fadenscheinigen Spaß, für Selbstverwirklichung, wa-
ren ähnlich, wie wir sie heute bei uns sehen: zerstörte
Beziehungen zu Gott und Menschen, Misstrauen,
Bloßstellung, Überforderung, Überlastung, Neid,
Aggressionen und quälende Sehnsucht nach Liebe.
Und damit haben wir sozusagen das Täterprofil für
den Zeitgeist gefunden.

Jeder Mensch muss für sich entscheiden, welches
Ziel er anstrebt, welchen Aufrufen er folgen will. Ich
hoffe, mit diesem Büchlein einen Beitrag zur Ent-
scheidungshilfe geleistet zu haben.